Leben LERNEN
Klett-Cotta

Zu diesem Buch

Die »Dissoziative Identitätsstörung« (DIS, Multiple Persönlichkeitsstörung) wird in der Psychotherapie übereinstimmend auf schwere emotionale, körperliche und sexuelle Gewalterfahrung in der frühen Kindheit zurückgeführt. Psychotherapeuten fühlen sich bei diesem Störungsbild, das mehrere Hunderttausend der Bevölkerung betrifft, oft unsicher in Diagnose und Therapie. Die Expertenempfehlungen im Buch repräsentieren den heute aktuellen Standard in der Behandlung der DIS. Ausführliche Praxisbeispiele sorgen für Anschaulichkeit und Praxisnähe.

Die Reihe »Leben Lernen« stellt auf wissenschaftlicher Grundlage Ansätze und Erfahrungen moderner Psychotherapien und Beratungsformen vor; sie wendet sich an die Fachleute aus den helfenden Berufen, an psychologisch Interessierte und an alle nach Lösung ihrer Probleme Suchenden.

Alle Bücher aus der Reihe ›Leben Lernen‹ finden Sie unter:
www.klett-cotta.de/lebenlernen

Ursula Gast
Gustav Wirtz (Hrsg.)

Dissoziative Identitätsstörung bei Erwachsenen

Expertenempfehlungen und Praxisbeispiele

2. Auflage

Klett-Cotta

Leben Lernen 342

MIX
Papier | Fördert gute Waldnutzung
FSC® C083411

Klett-Cotta
www.klett-cotta.de
J. G. Cotta'sche Buchhandlung Nachfolger GmbH
Rotebühlstraße 77, 70178 Stuttgart
Fragen zur Produktsicherheit: produktsicherheit@klett-cotta.de

Umschlag: Jutta Herden, Stuttgart
Unter Verwendung eines Fotos von © Anton Petrus/Adobe Stock
Satz: Eberl & Koesel Studio, Kempten
Gedruckt und gebunden von CPI – Clausen & Bosse, Leck
ISBN 978-3-608-89314-4
E-Book ISBN 978-3-608-12149-0
PDF-E-Book ISBN 978-3-608-20617-3

Zweite, vollständig überarbeitete Auflage, 2022
1., durchgesehener Nachdruck, 2026

Bibliografische Information der Deutschen Nationalbibliothek
Die Deutsche Nationalbibliothek verzeichnet diese Publikation in der Deutschen Nationalbibliografie; detaillierte bibliografische Daten sind im Internet über <http://dnb.d-nb.de> abrufbar.

Inhalt

Vorwort der deutschen Autoren

Liebe Leserinnen und Leser,

die Dissoziative Identitätsstörung (DIS) bzw. Multiple Persönlichkeitsstörung gilt als Traumafolgestörung aufgrund schwerer Kindesmisshandlung. Mit Prävalenzschätzungen von ~1,5% in der Bevölkerung[1] ist sie zudem eine häufige Erkrankung. Bislang wird die Diagnose nur selten gestellt, zumal ihr immer noch der Makel von Unseriosität und Modediagnose anhaftet[2]. Die Akzeptanz des Störungsbildes ist jedoch Voraussetzung dafür, dass die betroffenen Patientinnen und Patienten von den vorhandenen Behandlungsmöglichkeiten profitieren können. Die vorliegende Expertenempfehlung will hierzu einen Beitrag leisten. Sie zielt darauf ab, die Diagnostik und Behandlung der DIS zu verbessern und Klinikern hierbei eine umfassende Orientierung anzubieten. Darüber hinaus möchten wir mit diesem Buch einen Impuls zum fundierten wissenschaftlichen Diskurs über die DIS geben und die Entwicklung entsprechender Leitlinien als bewährtes Mittel der Qualitätssicherung anregen.

Die Expertenempfehlung wurde 1994 erstmals von der ISSTD (International Society for the Study of Trauma and Dissociation) erstellt und mehrfach überarbeitet. Die aktuelle, bereits 3. Version der Guidelines, an der die Erstautorin (U. G.) mitwirkte, erschien 2011 im Journal of Trauma and Dissociation. Sie fokussiert besonders auf

---

1 APA 2013, S. 294, Falkai & Wittchen S. 402.

2 Hierzu trägt auch der Begriff »Multiple Persönlichkeitsstörung« (MPS) in der ICD-10 bei, ebenso die dortige Beschreibung der Störung als selten und möglicherweise iatrogen und kulturspezifisch. ICD-11 übernimmt den Begriff »Dissoziative Identitätsstörung«. WHO (2019). International Classification of Diseases 11th Revision (ICD-11). Retrieved from https://icd.who.int/en

die Behandlung der Dissoziativen Identitätsstörung (DIS) und ihrer-Subformen, die der DIS ähnlich sind (»Fast DIS«; engl. »Almost-DID«)[3]. Bei dieser Subform ist die Dissoziation zwar weniger schwer, doch profitiert sie in gleicher Weise von den störungsspezfischen Interventionen. Dies gilt auch für die ICD-11 -Diagnosen: Neben dem Vollbild der DIS ist zusätzlich die Diagnose der Partiellen DIS vorgesehen, deren Kriterien der »Fast-DIS« sehr nahekommen[4].

Die deutsche Übersetzung und Überarbeitung der Guidelines als Expertenempfehlung erfolgte in der Arbeitsgruppe »Dissoziative Störungen« der Deutschsprachigen Gesellschaft für Psychotraumatologie (DeGPT). Allen Kolleginnen und Kollegen, die daran mitgewirkt haben (Uta Blome-Hennig, Ute Bluhm-Dietsche, Christian Firus, Ingrid Fuchs, Astrid Lampe, Reka Markus, Helmut Rießbeck, Frauke Rodewald, Martina Rudolph, Julia Schellong, Thomas Starzinski, Cornelia Sturz, Claudia Wilhelm-Gößling, Matthias Vogel und Wiebke Voigt), sei dafür ganz herzlich gedankt, ebenso dem Vorstand der DeGPT für die Unterstützung der Arbeitsgruppe. Wir danken auch der Deutschen Gesellschaft für Trauma und Dissoziation (DGTD), die die Übersetzung der 2. Version der Guidelines von Michaela Huber et al. von 2006 zur Verfügung stellte.

Im Februar 2014 wurde die Übersetzung der Expertenempfehlung im Rahmen eines entsprechenden Themenheftes im Journal Trauma & Gewalt publiziert. Aufgrund der großen Nachfrage war dieses Themenheft rasch vergriffen. Umso mehr freuen wir uns, dass der Klett-Cotta Verlag die Expertenempfehlung nun – ergänzt um Kapitel 6 bis 8 – auch als Buch herausgibt und damit einem größeren Leserkreis zur Verfügung stellt. Dafür danken wir Herrn Kleffner, Frau Christine Treml-Begemann sowie Frau Ute Lachenmayer für die verlegerische Betreuung.

---

3 Im DSM-IV wurde diese Subform als »Nicht näher bezeichnete Dissoziative Störungen« (NNBDS), Typ 1b bezeichnet, im DSM-5 als »Andere Näher Bezeichnete Dissoziative Störung«, die einer F44.89-Codierung in der ICD-10-CM entspricht, siehe hierzu Falkai & Wittchen 2015, S. 418 f.

4 WHO (2019). International Classification of Diseases 11th Revision (ICD-11). Retrieved from https://icd.who.int/en

Wie können Sie dieses Buch nutzen und lesen?

Die Expertenempfehlungen enthalten sehr kompakte Informationen. Jedes Kapitel steht für sich und kann unabhängig von den anderen gelesen werden. Die Kapitel sind in thematische Abschnitte untergliedert, deren Inhalte aus den Überschriften ersichtlich werden – so können Sie sich auch Stichworte herausgreifen und bestimmte Abschnitte gründlicher lesen. Wenn Sie eher an klinischen Fällen interessiert sind, können Sie Kapitel 6–8 vorziehen und bestimmte Themen in den vorhergehenden Kapiteln der Expertenempfehlung vertiefen.

Im *Vorwort* der Originalausgabe wird die Entstehungsgeschichte der internationalen Expertenempfehlung (und der deutschen Übersetzungen) dargestellt. Die *Einleitung* beschreibt den »State-of-the-Art«-Charakter der Empfehlung, die als Ergänzung zu den sonst allgemein akzeptierten Prinzipien der Psychotherapie und Pharmakotherapie komplexer Traumafolgeerkrankungen verfasst wurde. In Kapitel 1 *(Epidemiologie, klinische Diagnose und diagnostische Verfahren)* wird die verbreitete Fehlannahme korrigiert, die DIS sei eine seltene Erkrankung mit dramatischem und floridem Erscheinungsbild. Sie zeigt stattdessen ein psychopathologisches Syndrom aus dissoziativen, posttraumatischen und unspezifischen Symptomen. Kapitel 2 *(Behandlungsziele und -ergebnisse)* betont das integrierte Funktionieren als zentrales Behandlungsziel und die Notwendigkeit, dissoziierte Persönlichkeitszustände aktiv in die Therapie einzubeziehen. Kapitel 3 beschreibt den *Phasenorientierten Behandlungsansatz* mit Errichten von Sicherheit, Stabilisierung und Reduktion der Symptome in der ersten Phase vor Konfrontation und Integration. Kapitel 4 *(Behandlungsmodalitäten)* benennt – neben anderen Settings – die ambulante Einzeltherapie als wichtigstes Element in der DIS-Behandlung. Es wird zudem auf die pharmakologische Behandlung eingegangen, ebenso auf Hypnose, EMDR und Expressive Verfahren. In Kapitel 5 *(Spezielle Behandlungsfragen)* wird auf die Notwendigkeit eines stabilen Rahmens sowie das erhöhte Risiko für Grenzverletzungen aufmerksam gemacht. Es wird auch auf Validitätsfragen bei Trauma-Erinnerungen sowie auf Probleme bei Missbrauch durch organisierte Gruppen eingegangen. Das originale, umfassende Literaturverzeichnis wurde durch aktuelle und deutschsprachige Publikationen ergänzt.

Kapitel 6 (U. G.) fasst die Kernaussagen zur Behandlung der DIS und »Fast-DIS« bzw. Partiellen DIS nochmals zusammen und veranschaulicht sie mit Fall-Vignetten. Kapitel 7 (G. W.) beschreibt einen vermutlich nicht ganz untypischen klinischen Verlaufsbericht im stationären Setting einer Patientin, bei dem wichtige Weichenstellungen zur Dissoziationsdiagnostik und Behandlung zunächst versäumt wurden, um darzustellen, wo die Fallstricke in der Diagnostik liegen und wie wichtige Differenzialdiagnosen abgegrenzt werden können. In Kapitel 8 (U. G.) finden Sie einen Beispiel-Bericht, der im Rahmen eines Richtlinien-Psychotherapie-Verfahrens erstellt wurde. Oft sprengen die notwendigen Behandlungskontingente die Vorgaben der Psychotherapie-Richtlinien. Im Abschlussbericht des »Runden Tisches sexueller Kindesmissbrauch« werden Therapeuten dazu aufgefordert, Verlängerungen über die Höchstgrenzen hinaus konsequenter zu nutzen (Abschlussbericht 2011, Anlage 01). Gleichwohl bleibt dies ein mühsamer und zeitaufwendiger Weg.

Wir hoffen, dass wir Sie als Therapeutinnen und Therapeuten davon überzeugen können, dass die Behandlung der DIS-Patientinnen und -Patienten auf solidem wissenschaftlichen Boden steht. Darüber hinaus möchten wir Sie gewinnen, sich dafür einzusetzen, bestehende Barrieren bei der Behandlung der DIS-Patientinnen und -Patienten gemeinsam abzubauen. Und schließlich möchten wir Sie dazu ermutigen, sich auf die befriedigende und persönlich bereichernde Aufgabe einzulassen, dissoziierte Patientinnen und Patienten auf ihrem Genesungsweg zu begleiten. Unsere Hochachtung vor dem Mut der Patientinnen und Patienten, unser Staunen und unser Beschenktsein dadurch, dass sie sich trotz schwerer vorhergehender Vertrauensbrüche unserer Begleitung anvertrauen, ist die Triebfeder zu diesem Buch.

Ursula Gast
Gustav Wirtz

Vorbemerkung

Die in Kapitel 1 bis 5 dargestellten »Expertenempfehlung für die Behandlung der Dissoziativen Identitätsstörung (DIS) bei Erwachsenen« folgen als deutsche Übersetzung der 3. Bearbeitung den Ausführungen der »International Society for the Study of Trauma and Dissociation«[5]

1994 übernahm die International Society for the Study of Dissociation (ISSD, vorherige Bezeichnung der ISSTD) die Erarbeitung von Expertenempfehlungen zur Behandlung der Dissoziativen Identitätsstörung (Multiple Persönlichkeitsstörung) von Erwachsenen. Diese Empfehlungen müssen allerdings auf aktuelle Entwicklungen reagieren können und bedürfen deshalb der ständigen Überarbeitung. Eine erste Überarbeitung der Expertenempfehlung wurde vom ISSD Standards of Practice Committee vorgeschlagen und 1997 nach vielen Kommentaren der ISSD Mitgliedschaft vom ISSD Executive Council angenommen. Die zweite Überarbeitung wurde unter Einbeziehung von Expertenwissen einer Task-Force – bestehend aus Therapeuten und Forschern – in Auftrag gegeben und 2005 bewilligt. Die aktuelle Überarbeitung wurde 2009 und 2010 nach einer offenen Umfrage unter der Mitgliedschaft von einer neuen Arbeitsgruppe angefertigt.[6]

---

5 Das Copyright liegt bei der International Society for the Study of Trauma and Dissociation, 8400 Westpark Drive, Second Floor, MacLean, VA 22 102. Autoren und Verlag danken Reinhild Draeger-Muenke und Therese Clemens für die Vermittlung sowie Lynette S. Danylchuk und dem gesamten ISSTD-Vorstand.

6 *Mitglieder des 1997 Standards of Practice Committee*
Peter M. Barach, PhD (Chair), Elizabeth S. Bowman, MD, Catherine G. Fine,

Die jetzige Version der Expertenempfehlung fokussiert besonders auf die Behandlung der Dissoziativen Identitätsstörung (DIS) und derjenigen Formen Nicht näher bezeichneter Dissoziativer Störungen (NNBDS), die der DIS ähnlich sind. Sie versteht sich als praktischer Leitfaden im Umgang mit erwachsenen Patienten und stellt eine Synthese des derzeitigen Forschungsstands und umfassender klinischer Erfahrung dar.

Expertenempfehlungen für die Diagnostik und Behandlung von dissoziativen Symptomen bei Kindern und Jugendlichen (Guidelines for the Evaluation and Treatment of Dissociative Symptoms in Children and Adolescents; ISSD, 2004) sind über die ISSTD erhältlich und wurden ebenfalls veröffentlicht (*Journal of Trauma & Dissociation.* 2005, 119–150)[7]. Die American Psychiatric Association hat zudem praktische Empfehlungen für die Behandlung von Patienten

---

PhD, George Ganaway, MD, Jean Goodwin, MD, Sally Hill, PhD, Richard P. Kluft, MD, Richard J. Loewenstein, MD, Rosalinda O'Neill, MA, Jean Olson, MSN, Joanne Parks, MD, Gary Peterson, MD, and Moshe Torem, MD

Mitglieder der 2005 Guidelines Revision Task-Force
James A. Chu, MD (Chair), Richard Loewenstein, MD, Paul F. Dell, PhD, Peter M. Barach, PhD, Eli Somer, PhD, Richard P. Kluft, MD, Denise J. Gelinas, PhD, Onno van der Hart, PhD, Constance J. Dalenberg, PhD, Ellert R. S. Nijenhuis, PhD, Elizabeth S. Bowman, MD, Suzette Boon, PhD, Jean Goodwin, MD, Mindy Jacobson, ATR, Colin A. Ross, MD, Vedat Şar, MD, Catherine G. Fine, PhD, A. Steven Frankel, PhD, Philip M. Coons, MD, Christine A. Courtois, PhD, Steven N. Gold, PhD, and Elizabeth Howell, PhD

Mitglieder der 2010 Guidelines Task-Force
James A. Chu, MD (Chair), Paul F. Dell, PhD, Onno van der Hart, PhD, Etzel Cardeña, PhD, Peter M. Barach, PhD, Eli Somer, PhD, Richard J. Loewenstein, MD, Bethany Brand, PhD, Joan C. Golston, DCSW, LICSW, Christine A. Courtois, PhD, Elizabeth S. Bowman, MD, Catherine Classen, PhD, Martin Dorahy, PhD, Vedat Şar, MD, Denise J. Gelinas, PhD, Catherine G. Fine, PhD, Sandra Paulsen, PhD, Richard P. Kluft, MD, Constance J. Dalenberg, PhD, Mindy Jacobson-Levy, ATR, Ellert R. S. Nijenhuis, PhD, Suzette Boon, PhD, Richard A. Chefetz, MD, Warwick Middleton, MD, Colin A. Ross, MD, Elizabeth Howell, PhD, Jean Goodwin, MD, Philip M. Coons, MD, A. Steven Frankel, PhD, Kathy Steele, MN, CS, Steven N. Gold, PhD, Ursula Gast, MD, Linda M. Young, MD, and Joanne Twombly, MSW, LICSW

7 Die Version der ISSD-Behandlungsempfehlungen für Kinder und Jugendliche aus dem Jahr 2000 ist auch in deutscher Übersetzung verfügbar (Eckers, 2001; abgedruckt in Huber, 2003).

mit Akuter Belastungsstörung (ABS) und Posttraumatischer Belastungsstörung (PTBS) veröffentlicht. Auch diese sollten für die Behandlung von DIS zu Rate gezogen werden.[8]

Anmerkungen zur deutschen Übersetzung[9]

Hinsichtlich der Übersetzung verschiedener Fachbegriffe wurden folgende Lösungen gewählt: In der amerikanischen Originalversion wird zumeist der Begriff »clinician« verwendet, der unterschiedliche Berufsbezeichnungen umfasst, so z.B. Arzt bzw. Ärztin, Diplompsychologe bzw. Diplompsychologin, Facharzt bzw. -ärztin für Psychiatrie und Psychotherapie, Facharzt bzw. -ärztin für Psychosomatische Medizin und Psychotherapie, Psychologische(r) Psychotherapeut(in) etc. In der deutschen Übersetzung wird hier der einheitliche Begriff »Psychotherapeut(in)« oder »Therapeut(in)« gewählt.

Im Plural wird statt der Schreibweise Patienten/Patientinnen, Klienten/Klientinnen usw. die Schreibweise »Patient(inn)en« bevorzugt. Da die meisten DIS-Patient(inn)en weiblich sind – ebenso die meisten Therapeut(inn)en –, wurde im Singular stets die weibliche Form gewählt.

---

8 Für den deutschsprachigen Raum liegen eigene Leitlinien der Arbeitsgemeinschaft der Wissenschaftlichen Medizinischen Fachgesellschaften (AWMF) für die Posttraumatische Belastungsstörung (PTBS) vor (Schäfer, I. et al. (2019). S3-Leitlinie Posttraumatische Belastungsstorung. Posttraumatische Belastungsstörung – AWMF. https://www.awmf.org/uploads/tx_szleitlinien/155-001l_S3_Posttraumatische_Belastungsstoerung_2020-02_1.pdf

9 Die Übersetzung ins Deutsche und Bearbeitung der 2005 Guidelines erfolgte von Michaela Huber (federführend), Thorsten Becker, Brigitte Bosse, Ursula Gast, Helga Mattheß, Stefan Mennemeier, Bettina Overkamp, Luise Reddemann, Frauke Rodewald, Claudia Wilhelm-Gößling und Sylvia Wintersperger. Die Übersetzung ins Deutsche und Bearbeitung der 2010 Guidelines erfolgte von Ursula Gast und Gustav Wirtz in Zusammenarbeit mit Uta Blome-Hennig, Ute Bluhm-Dietsche, Christian Firus, Ingrid Fuchs, Astrid Lampe, Reka Markus, Helmut Rießbeck, Frauke Rodewald, Martina Rudolph, Julia Schellong, Thomas Starzinski, Cornelia Sturz, Claudia Wilhelm-Gößling, Matthias Vogel und Wiebke Voigt im Rahmen der Arbeitsgruppe Dissoziative Störung der Deutschsprachigen Gesellschaft für Psychotraumatologie (DeGPT).

In der amerikanischen Originalversion wird bei der DIS/DDNOS Typ I in Anlehnung an das Diagnostische und Statistische Manual Psychischer Störungen (DSM) der Begriff »alternate identities« verwendet. In dieser Ausgabe wird der Begriff »dissoziierte Persönlichkeitszustände«[10] verwendet – ebenfalls in Anlehnung an die deutschen Übersetzungen des DSM-5® und der Entwurfsfassung der ICD-11. Außerdem wurden die amerikanischen Quellenangaben z. T. in Fußnoten durch aktuellere und auch deutsche Veröffentlichungen und Angaben ergänzt. Dies betrifft beispielsweise verfügbare Behandlungsempfehlungen für verschiedene Störungsbilder sowie Bezugsquellen für die Diagnoseinstrumente.

---

10 Zu DSM-5® siehe Falkai & Wittchen, H.U. (2015); zur Entwurfsfassung der deutschen Übersetzung der ICD-11: https://www.bfarm.de/DE/Kodiersysteme/Klassifikationen/ICD/ICD-11/uebersetzung/_node.html.

Einleitung

Während der letzten 30 Jahre wurden große Fortschritte bei der Diagnostik, Erfassung und Behandlung dissoziativer Störungen gemacht. Dies drückt sich u. a. in der wachsenden klinischen Anerkennung dissoziativer Zustände, in der Veröffentlichung zahlreicher empirischer und klinischer Facharbeiten zum Thema und in der Entwicklung spezifischer Diagnoseinstrumente aus. In der internationalen Fachliteratur erschienen Peer-reviewed-Veröffentlichungen von Therapeut(inn)en und Forscher(inne)n aus mehr als 26 Ländern, einschließlich der USA, Kanada, Puerto Rico, Argentinien, Niederlande, Norwegen, Schweiz, Nordirland, Großbritannien, Frankreich, Deutschland, Italien, Schweden, Spanien, Türkei, Israel, Oman, Iran, Indien, Australien, Neuseeland, Philippinen, Uganda, China und Japan. Bei den Veröffentlichungen handelte es sich u. a. um Fallberichte, klinische Fallreihen, Studien zur Psychophysiologie, Neurobiologie und Untersuchungen mit bildgebenden Verfahren, Entwicklung diagnostischer Instrumente, naturalistische Studien und Behandlungsstudien, Beschreibungen von Behandlungen, Behandlungsmodalitäten und Behandlungsschwierigkeiten. Diese Publikationen zeigen übereinstimmend, dass es sich bei DIS um eine valide und kulturübergreifende Diagnose handelt, deren Validität sich ebenso gut oder gar besser belegen lässt als bei andereren anerkannten psychiatrischen Diagnosen (Gleaves et al., 2001). Dabei ist zu beachten, dass sich pathologische Identitätsveränderungen in anderen Kulturen als Besessenheit von Geistern oder in Form von anderen kulturell bedingten Erscheinungsformen äußern können (Cardena et al., 2009).

Die Behandlungsempfehlungen stellen die Hauptergebnisse und

allgemein akzeptierten Prinzipien vor, die als aktueller Stand der Wissenschaft und der klinischen Erfahrung in Bezug auf die Diagnostik und Behandlung der DIS und der ihr ähnlichen Formen der NNBDS gelten. Sie verstehen sich als Ergänzung zu allgemein akzeptierten Prinzipien der Psychotherapie[11] und Pharmakotherapie – sie ersetzen diese jedoch nicht. An den Grundprinzipien der Psychotherapie und psychiatrisch-medikamentösen Behandlung sollte in der Behandlung von DIS als Basis festgehalten werden, während spezifische Techniken nur dann zum Einsatz kommen, wenn entsprechende dissoziative Symptome zu bearbeiten sind.

Die Expertenempfehlungen sind nicht als Behandlungsstandards im Sinne »unmittelbarer Handlungsanweisungen« gedacht. Die klinischen Empfehlungen spiegeln eher den aktuellen »State of the Art« in diesem Feld wider. Sie haben nicht den Anspruch, alle sinnvollen Behandlungsmethoden oder akzeptablen Interventionstechniken vollständig zu erfassen. Die Berücksichtigung der Behandlungsempfehlungen garantiert auch nicht in jedem Falle einen Behandlungserfolg.

Die Behandlung sollte immer individuell abgestimmt sein. Therapeut(inn)en müssen sich bei jeder Patientin und jedem Patienten unter Berücksichtigung des klinischen Bildes und der in dem spezifischen Einzelfall verfügbaren Behandlungsoptionen ihr eigenes Urteil darüber bilden, inwiefern ein bestimmtes Vorgehen bei dem jeweiligen Patienten angemessen ist.

11 Einen guten Überblick zum grundsätzlichen Vorgehen in der Behandlung bei komplexer Posttraumatischer Belastungsstörung geben Wöller et al. (2020). *Komplexe posttraumatische Belastungsstörung. Ein Manual zur Behandlung nach Kindheitstrauma.* Stuttgart: Schattauer.

KAPITEL 1

Expertenempfehlung für die Behandlung der Dissoziativen Identitätsstörung (DIS) bei Erwachsenen

Epidemiologie, klinische Diagnose und diagnostische Verfahren

Die DIS und andere dissoziative Störungen sind keineswegs selten. In Studien zur Prävalenz dissoziativer Störungen in der Allgemeinbevölkerung wurden Prävalenzraten von 1–3 % für die DIS ermittelt (Murphy, 1994; Johnson et al., 2006; Ross, 1991; Şar et al., 1997). Klinische Studien aus Nordamerika, Europa und der Türkei zeigen, dass ca. 1–5 % der Patienten in allgemein- und jugendpsychiatrischen Stationen sowie auf Spezialstationen für Sucht-, Ess- und Zwangsstörungen die diagnostischen Kriterien des DSM-IV-TR (Textrevision der 4. Auflage des Diagnostischen und Statistischen Manuals Psychischer Störungen) erfüllen. Dies gilt insbesondere dann, wenn zur Erhebung strukturierte diagnostische Instrumente zum Einsatz kamen (Bliss & Jeppsen, 1985; Foote et al., 2006; Goff et al., 1992; Johnson et al., 2006; Karadag et al., 2005; Latz et al., 1995; McCallum et al., 1992; Ross et al., 1991; Ross et al., 1992; Modestin et al., 1995; Şar, Akyüz & Dogan, 2007; Saxe et al., 1993; Tutkun et al., 1998)[12]. Bei vielen

12 Zwei deutsche Prävalenzstudien mit allgemeinpsychiatrischen Stichproben erbrachten eine Prävalenz von ca. 5 % für die DIS und die DDNOS Typ I (Gast

dieser Patient(inn)en war die klinische Diagnose einer dissoziativen Störung zuvor nicht gestellt worden.

Nur eine sorgfältige klinische Diagnostik gewährleistet eine möglichst frühzeitige und angemessene Behandlung dissoziativer Störungen[13]. Das Diagnostizieren einer DIS wird allerdings dadurch erschwert, dass in der klinischen Ausbildung bislang nur unzureichend über Dissoziation, dissoziative Störungen und die Folgen von Psychotrauma gelehrt wurde und zudem eine Voreingenommenheit bezüglich des Störungsbildes besteht. Daraus resultieren eine gewisse klinische Skepsis sowie Fehlannahmen hinsichtlich des klinischen Erscheinungsbildes. Viele Psychotherapeuten haben gelernt (oder nehmen an), dass DIS eine seltene Störung mit dramatischem und floridem Erscheinungsbild ist. Dies ist jedoch nicht der Fall. Vielmehr beschreibt Kluft, dass »nur 6% aller DIS-Patient(inn)en ihre DIS beständig sichtbar machen« (R.P. Kluft, 2009, S.600). In den meisten Fällen zeigen sich allenfalls begrenzte Momente der Sichtbarkeit, die Kluft als »Zeitfenster der Diagnostizierbarkeit« bezeichnet (wie auch bereits bei Loewenstein (1991a) diskutiert).

Anstelle eines beobachtbaren Wechsels verschiedener umschriebener Identitäten zeigt der/die typische DIS-Patient(in) eine polysymptomatische Mischung aus dissoziativen und posttraumatischen Symptomen, die in eine Matrix von eher unspezifischen, nicht primär traumabezogenen Symptomen eingebettet ist (wie z.B. Depression, Panikattacken, Drogenmissbrauch, psychosomatische Symptome, Essstörungen usw.). Das Vorherrschen dieser nachgeordneten, aber klinisch geläufigen Symptome führt häufig dazu, dass Therapeuten nur diese komorbiden Störungen diagnostizieren. Dies kann jedoch für nicht diagnostizierte DIS-Patient(inn)en zu langwierigen und oft erfolglosen Behandlungen führen.

---

et al., 2001a; Fellensiek, 2011). In einer forensischen Fachklinik wurde eine Prävalenz für dissoziative Störungen von 30% ermittelt (Liss, 2002).

13 Siehe hierzu Wirtz & Frommberger (2013).

Darüber hinaus wenden fast alle Therapeut(inn)en die in ihrer Ausbildung vermittelten Standardfragen zur Anamnese- und Befunderhebung an. Leider beinhalten diese jedoch meist keine Fragen zu Dissoziation, posttraumatischen Symptomen oder erlittenem psychischem Trauma.

Da DIS-Patient(inn)en nur selten von sich aus Angaben zu dissoziativen Symptomen machen, wird die Diagnosestellung verhindert, wenn gezielte Fragen danach fehlen. Und sogar dann, wenn Anzeichen und Symptome der DIS spontan auftreten, haben viele Ärzte und Therapeuten Schwierigkeiten, diese zu erkennen, da sie diesbezüglich wenig oder keine Ausbildung erhalten haben. Für die Diagnosestellung ist es unabdingbar, dass dissoziative Symptome aktiv erfragt werden. Die klinische Untersuchung sollte ggf. durch spezifische Screening-Instrumente und diagnostische Interviews, die dissoziative Symptome erfassen oder ausschließen können (s. u.), ergänzt werden.

Diagnostische Kriterien für die Dissoziative Identitätsstörung (DIS)

Das Diagnostische und Statistische Manual Psychischer Störungen, 4. Ausgabe, Textrevision (DSM-IV-TR; American Psychiatric Association (APA), 2000a), gibt folgende diagnostische Kriterien für die Dissoziative Identitätsstörung an (300.14; S. 529[14, 15]): s. folgenden Kasten.

14 Übersetzung ist entnommen aus Saß et al. (1996).

15 Im DSM-5 wird von Störung der Identität (engl. disruption of identity), gekennzeichnet durch zwei oder mehr unterscheidbare Persönlichkeitszustände, gesprochen. Diese kann von anderen beobachtet oder von der Person selbst berichtet werden. Mit dieser Formulierung wird klargestellt, dass ein Wechsel von einem Persönlichkeitszustand in einen anderen nicht unmittelbar beobachtet werden muss, um die Diagnose zu stellen. Dies ist ein Vorteil, da ein solcher Wechsel – gerade in den ersten diagnostischen Kontakten – nur sehr selten zu beobachten ist.

Kriterien für die Dissoziative Identitätsstörung

A) Anwesenheit von zwei oder mehr unterscheidbaren Identitäten oder Persönlichkeitszuständen (jeweils mit einem eigenen, relativ überdauernden Muster der Wahrnehmung von, der Beziehung zur und dem Denken über die Umgebung und das Selbst)
B) Mindestens zwei dieser Identitäten oder Persönlichkeitszustände übernehmen wiederholt die Kontrolle über das Verhalten der Person.
C) Eine Unfähigkeit, sich an wichtige persönliche Informationen zu erinnern, die zu umfassend ist, um durch gewöhnliche Vergesslichkeit erklärt zu werden.
D) Die Störung geht nicht auf die direkte körperliche Wirkung einer Substanz (z. B. Blackouts oder ungeordnetes Verhalten während einer Alkoholintoxikation) oder eines medizinischen Krankheitsfaktors zurück (z. B. komplex-parietale Anfälle).

Beachte: Bei Kindern sind die Symptome nicht durch imaginierte Spielkameraden oder andere Phantasiespiele zu erklären.

Die diagnostischen Kriterien für DIS wurden in den letzten Jahren immer wieder diskutiert. Dell (2001, 2009a) weist darauf hin, dass der hohe Abstraktionsgrad der aktuellen diagnostischen Kriterien sowie der damit einhergehende Mangel an konkreten klinischen Symptomen deren Anwendbarkeit für den klinischen Alltag erheblich einschränkt und dass eine Liste von häufig auftretenden dissoziativen Zeichen und Symptomen das typische Erscheinungsbild von DIS-Patienten besser erfassen würde. Andere verteidigen die aktuellen Kriterien als ausreichend (Spiegel, 2001). Wieder andere schlagen vor, dissoziative Störungen als zu einem Spektrum von traumabedingten Störungen gehörend zu konzeptualisieren und somit deren Zusammenhang mit überwältigenden und traumatischen Erfahrungen zu betonen (Davidson & Foa, 1993; Van der Hart et al., 2006).[16]

16 In der ICD-10 der WHO befindet sich eine Beschreibung des Störungsbildes, das hier noch als Multiple Persönlichkeits(störung) bezeichnet wird und insgesamt als überholt angesehen werden muss. Danach ist diese Störung »selten« und »in welchem Ausmaß sie iatrogen oder kulturspezifisch ist, wird kontrovers diskutiert.« (Dilling et al., 2011). Inzwischen hat die Weltgesundheitsorganisation – basierend auf der Forschung in den vergangenen 30 Jahren – die dissoziative Identitätsstörung (DIS) und auch ihre Subform als partiellen dissoziativen Identitätsstörung (pDIS) im Juni 2019 offiziell als Diagnose aner-

Dissoziation: Terminologie und Definitionen

Die American Psychiatric Association (APA, 2000a) und die Weltgesundheitsorganisation (WHO, 1992) beschreiben zwar die dissoziativen Störungen, haben jedoch das Wesen von Dissoziation noch nicht genau in Worte gefasst. Somit gibt das DSM-IV-TR als Beschreibung an, dass »das entscheidende Merkmal der dissoziativen Störungen [ist] eine Unterbrechung der normalerweise integrativen Funktionen von Bewusstsein, Gedächtnis, Identität oder Wahrnehmung« (APA, 2000a, S. 519) ist. Wie weit gefasst oder eng diese Definition sein sollte, bleibt Bestandteil von Diskussionen. Putnam (1989) beschrieb den Dissoziationsprozess als »einen normalen Prozess, der von Menschen zunächst defensiv benutzt wird, um mit traumatischen Erfahrungen fertig zu werden, und der sich erst im Laufe der Zeit zu einem dysfunktionalen oder pathologischen Prozess entwickelt« (Putnam, 1989/2013, S. 29)[17]. Andere Autoren (z. B. Cardena, 1994; Holmes et al., 2005) meinen mit Dissoziation das Versagen von Integration normalerweise zusammengehöriger Informationen sowie Bewusstseinsveränderungen, die durch ein Gefühl der Abspaltung vom Selbst und/oder der Umwelt charakterisiert sind. Eine weitere Unterteilung ist auf Pierre Janets Unterscheidung von negativen (d. h. Abnahme oder Verlust eines psychologischen Vorgangs) und positiven dissoziativen Symptomen (d. h. Hervorbringen oder Zunahme eines psychologischen Vorgangs) zurück-

---

kannt und in das überarbeitete und verbesserte Diagnostikmanual ICD-11 aufgenommen (WHO, 2019).
Bei DIS und pDIS bestehen nach ICD-11 Persönlichkeitszustände mit unterschiedlichen Mustern von Erleben, Wahrnehmen, Erfassen und Interagieren mit sich selbst, dem eigenen Körper und der Umwelt. Nach ICD-11 gehört zur Definition von Persönlichkeitszuständen, dass diese in der Lage sein müssen, vorübergehend die exekutive Kontrolle über das Handeln der Betroffenen zu übernehmen. Bei der DIS sind diese Wechsel teilweise verbunden mit Amnesien für unbeteiligte bzw. alltagsferne Persönlichkeitszustände. »Dissociative Identity Disorder« in der ICD-11:
https://www.bfarm.de/DE/Kodiersysteme/Klassifikationen/ICD/ICD-11/uebersetzung/_node.html

17 Deutsche Übersetzung des Handbuchs: Putnam (2021)

zuführen. Die Definition von Dell und O'Neil (2009) erweitert das zentrale Konzept der Unterbrechung (engl. disruption) aus dem DSM-IV-TR: »Pathologische Dissoziation manifestiert sich im Wesentlichen in einer teilweisen oder kompletten Unterbrechung der Integration von psychologischen Vorgängen. [...] Dissoziation kann das Bewusstsein und das Erleben des eigenen Körpers, der Welt, der Psyche, Eigenständigkeit, Absichten, des Denkens, Glaubens, Wissens, Erkennens, Erinnerns, Fühlens, Wollens, Sprechens, Ausführens, Hörens, Sehens, Riechens, Schmeckens, Erfühlens usw. auf unerwartete Weise unterbrechen, verändern oder darin einbrechen. [...] Diese Unterbrechung wird normalerweise von der Person als erschreckende, autonome Intrusion in sonst gewohntes Reagieren oder Funktionieren erlebt. Die am häufigsten vorkommenden dissoziativen Erlebnisse sind u.a. das Stimmen-Hören, Depersonalisation, Derealisation sowie Gedanken-Eingeben, »gemachte« Impulse, Wünsche, Emotionen und Handlungen« (s. Kapitel 7).

Dissoziative Prozesse zeigen sich auf verschiedene Weise (Howell, 2005), oft sind sie nicht pathologisch. Insbesondere argumentiert Dell (2009b), dass die spontane, auf das eigene Überleben bezogene Dissoziation Teil einer normalen, evolutionsbedingten, speziesspezifischen Reaktion ist. Diese Art von Dissoziation ist automatisch und reflexhaft und gehört zu einer kurzen, zeitbegrenzten, normalen biologischen Reaktion, die sich legt, sobald die Gefahr vorüber ist. Die Beziehung zwischen dieser dissoziativen Reaktion sowie der Stärke und Art bzw. Ausprägung von Dissoziation, wie sie bei dissoziativen Störungen beobachtet wird, ist noch nicht ausreichend verstanden.

Dissoziierte Persönlichkeitszustände: konzeptuelle Fragen und physiologische Manifestation

Die DIS-Patientin ist eine einzelne Person, die in sich selbst verschiedene, wechselnde, psychologisch relativ autonome Anteile der Gesamtpersönlichkeit erlebt. Diese subjektiv erlebten »Identitäten« übernehmen zu unterschiedlichen Zeitpunkten die Kontrolle über den Körper und das Verhalten der Person und beeinflussen deren Erleben und Verhalten von »innen«. Alle Persönlichkeitszustände zusammengenommen ergeben die Identität oder Gesamtpersönlichkeit des Individuums mit DIS.

Dissoziierte Persönlichkeitszustände (engl. alternate identities) wurden auf unterschiedliche Art und Weise definiert. Putnam (1989) beispielsweise beschreibt diese als »stark abgegrenzte Bewusstseinszustände, die um einen vorherrschenden Affekt oder ein Selbstempfinden (engl. sense of self) (einschließlich eines eigenen Körperbilds), mit einem eingeschränkten Repertoire an Verhaltensweisen und einer Reihe zustandsabhängiger Erinnerungen, organisiert sind« (S. 103). R. P. Kluft (1988a) stellt fest, dass ein dissoziierter Anteil der Persönlichkeit (engl. disaggregate self-state) die »mentale Repräsentation eines relativ stabilen und zeitlich andauernden Musters der selektiven Aktivierung von mentalen Inhalten und Funktionen [ist], die auf der Verhaltensebene durch auffallende Rollenübernahme und Rollenspiel ausgedrückt werden und durch intrapsychische, zwischenmenschliche oder Stimuli in der Umwelt beeinflussbar sind. Jeder Persönlichkeitszustand ist durch ein relativ stabiles [...] Muster neuropsychophysiologischer Aktivierung organisiert und mit diesem assoziiert, das auch wichtige psychodynamische Inhalte besitzt. Er fungiert sowohl als Empfänger, Prozessor als auch als Speicher für Wahrnehmungen, Erfahrungen und das Verarbeiten dieser im Zusammenhang mit früheren und/oder auch mit aktuellen und erwarteten Ereignissen und Gedanken. Er besitzt ein Gefühl der eigenen Identität und Vorstellungen und eine Fähigkeit, eigene Denkprozesse und Aktionen in Gang zu setzen« (R. P. Kluft, 1988, S. 55 f.).

Zur Beschreibung der subjektiven Wahrnehmung der dissoziierten Persönlichkeitszustände von DIS-Patienten wurden viele verschiedene Termini benutzt. Dazu gehören u. a.: Persönlichkeit, Persönlichkeitszustand, Selbstzustand, abgespaltener Selbstzustand, »Alter (Ego)«, »Alter«-Persönlichkeit, wechselnde Identität, Anteil, »Bewusstseinsanteil«, Selbstanteil, dissoziierter Anteil der Persönlichkeit und Einheit (engl. Begriffe: personality, personality state, self-state, disaggregate self-state, alter, alter personality, alternate identity, part, part of the mind, part of the self, dissociative part of the personality and entity; vgl. Van der Hart & Dorahy, 2009). Da das DSM-IV-TR (APA, 2000a) den Ausdruck »wechselnde Identitäten« (»alternate identities«) verwendet, wird dieser in den Guidelines der ISSTD übernommen.

Therapeut(inn)en sollten auf die individuelle Ausdrucksweise achten, mit der DIS-Patienten ihre dissoziierten Persönlichkeitszustände charakterisieren. Patienten sagen über sich selbst oft, sie hätten Teile, innere Teile, Aspekte, Facetten, Modi (engl. ways of being), Stimmen, Viele, Ichs, Lebensalter der Ichs (z. B. »die Zweijährige«), Leute, Innenpersonen, Individuen, Seelen, Dämonen, Schichten, Schatten, Andere usw. Es kann hilfreich sein, die eigenen Begriffe des Patienten bzw. der Patientin zu benutzen, es sei denn, es widerspricht den therapeutischen Empfehlungen und/oder der/die Therapeut(in) erlebt den Begriff als überwertig in dem Sinne, dass damit die dissoziierten Persönlichkeitszustände als verschiedene Individuen überhöht und somit nicht als subjektiv erlebte und abgespaltene Aspekte der Gesamtpersönlichkeit des Individuums wahrgenommen werden.

In der Therapie sollte auf die individuellen Ausdrucksweisen geachtet werden, mit denen DIS-Patienten ihre dissoziierten Persönlichkeitszustände charakterisieren.

Physiologische Unterschiede zwischen den Persönlichkeitszuständen[18]

Fallberichte und -studien mit kleinen Fallzahlen von DIS-Patient(inn)en und Kontrollpersonen, die verschiedene »Persönlichkeitszustände« simulieren, haben signifikante physiologische Unterschiede zwischen DIS-Patienten und Kontrollpersonen festgestellt, die mit verschiedenen Verhaltensweisen einhergehen.

Dazu gehören u. a. Sehschärfe, Reaktionen auf Medikamente, Allergien, Hautleitfähigkeit, Blutzuckerspiegel bei Diabetes, Herzfre-

18 Aktuelle Zusammenfassungen zeigen Dimitrova et al. (2024); Dimitrova et al. (2025).

quenz, Blutdruck, galvanische Hautleitfähigkeit, Muskeltonus, Händigkeit, Immunreaktionen, EEG und Muster evozierter Potenziale, funktionelle Magnetresonanztomografie (fMRT), Hirnaktivität sowie regionaler Blutfluss, der mit SPECT (single photon emission computed tomography) und PET (positron emission tomography) erfasst wurde (u.a. Loewenstein & Putnam, 2004; Putnam, 1984, 1991a; Şar, Ünal, Kiziltan, Kundakci & Öztürk, 2001; Reinders et al., 2006; Vermetten et al., 2006). Insgesamt zeigen DIS-Patienten eher größere physiologische Variabilität zwischen ihren Persönlichkeitszuständen im Vergleich zu den simulierten Anteilen in den Kontrollgruppen. Diese Unterschiede sind sogar größer als die gefundenen interindividuellen Unterschiede. Aktuelle Studien haben signifikante psychobiologische Unterschiede zwischen verschiedenen Typen von Persönlichkeitszuständen bei DIS entdeckt, wenn jeder Persönlichkeitszustand wechselweise ein Traumaskript anhörte, das jeweils nur ein Anteil subjektiv als eine »persönliche« Erinnerung empfand (Reinders et al., 2003, 2006). Diese Unterschiede beinhalteten sowohl subjektive sensumotorische und emotionale sowie psychophysiologische Reaktionen, wie Puls und Blutdruck, als auch Muster regionalen zerebralen Blutflusses – gemessen mit Positronen-Emissions-Tomografie (PET). Diese psychobiologischen Unterschiede wurden nicht festgestellt, wenn jeder der beiden unterschiedlichen Typen von Persönlichkeitszuständen abwechselnd ein neutrales, nichttraumatisches, autobiografisches Erinnerungsskript anhörte.

Theorien der Entwicklung von DIS

Im Rahmen dieser Empfehlungen kann nur eine begrenzte Diskussion der aktuellen Theorien über die Entstehung der Persönlichkeitszustände bei DIS erfolgen (vgl. Loewenstein & Putnam, 2004, sowie Putnam, 1997, für eine vollständige Diskussion). Grundsätzlich lässt sich sagen, dass viele Experten ein Entwicklungsmodell vorschlagen und die Hypothese aufstellen, dass wechselnd auftretende Persönlichkeitszustände dadurch entstehen, dass viele traumatisierte Kinder nicht in der Lage sind, ein einheitliches Selbstempfinden zu entwickeln, das über verschiedene Verhaltenszustände hinweg aufrechterhalten wird – vor allem, wenn das traumatische Ereignis erstmals vor dem fünften Lebensjahr stattfindet. Diese Schwierigkeiten treten häufig im Zusammenhang mit Beziehungs- oder Bindungsabbrüchen auf, die dem Missbrauch vorangehen und diesem und der Entwicklung eines dissoziativen Verarbeitungsmodus Vorschub leisten können (Barach, 1991; Liotti, 1992, 1999). Freyds Theorie zum »Trauma des Verrats« (engl. betrayal trauma) vertritt den Standpunkt, dass gestörte Bindungen zu Eltern und anderen Bezugspersonen die Fähigkeiten des Kindes, seine Erlebnisse zu integrieren, zusätzlich stören (Freyd, 1996; Freyd et al., 2001). Die Fragmentierung und Abkapselung von traumatischen Erlebnissen kann dann dem Schutz von Beziehungen zu wichtigen (obwohl unzulänglichen und missbrauchenden) Bezugpersonen dienen und ermöglicht eine angemessenere Reifung in anderen Entwicklungsbereichen wie intellektuellen, zwischenmenschlichen und kreativen Fähigkeiten. So könnten frühe Dissoziationen als eine Art Resilienzfaktor in der Entwicklung dienen – trotz der schweren psychischen Störung, die DIS-Patienten charakterisiert (Brand, Armstrong, Loewenstein & McNary, 2009).

Schwere und lang andauernde traumatische Erlebnisse können zur Entwicklung von abgegrenzten, personifizierten Verhaltenszuständen bei einem Kind führen, die dann eine Abkapselung nicht zu ertragender traumatischer Erinnerungen, Affekte, Sinneswahrnehmungen, Überzeugungen oder Verhaltensweisen zur Folge haben.

Schwere und lang andauernde traumatische Erlebnisse können zur Entwicklung von abgegrenzten, personifizierten Verhaltenszuständen (d. h. rudimentären Persönlichkeitszuständen) bei einem Kind führen, die dann eine Abkapselung nicht zu ertragender traumatischer Erinnerungen, Affekte, Sinneswahrnehmungen, Überzeugungen oder Verhaltensweisen zur Folge haben und so deren Einfluss auf die Gesamtentwicklung des Kindes mildern. Eine sekundäre Strukturierung dieser abgegrenzten Verhaltenszustände findet im Laufe der Zeit durch verschiedene Entwicklungs- und symbolische Mechanismen statt und führt schließlich zu den Charakterzügen der spezifischen Persönlichkeitszustände. Diese Anteile können sich in Bezug auf Anzahl, Komplexität und das Gefühl der Getrenntheit noch weiterentwickeln, während das Individuum seine Kindheit, Jugend und das Erwachsenenalter durchläuft (R.P. Kluft, 1984; Putnam, 1997). Die DIS entwickelt sich während der Kindheit; Therapeuten berichten selten von Fällen, die aus Traumata im Erwachsenenalter entstanden sind (es sei denn, diese überlagern Kindheitstraumata).

Ein weiteres ätiologisches Modell besagt, dass vier Faktoren für die Entwicklung von DIS erforderlich sind: (1) die Fähigkeit zur Dissoziation; (2) Erfahrungen, die die nichtdissoziative Bewältigungskapazität des Kindes übersteigen; (3) sekundäre Strukturierung der DIS-Persönlichkeitszustände mit individualisierten Charakterzügen, wie Namen, Alter, Geschlecht; (4) Fehlen von Trost und Unterstützung, wodurch das Kind isoliert oder verlassen und vor die Notwendigkeit gestellt ist, seinen eigenen Weg der Stressbewältigung zu finden (R.P. Kluft, 1984). Die sekundäre Strukturierung der dissoziierten Persönlichkeitszustände kann von Patient zu Patient stark variieren. Die folgenden Faktoren können (unter anderem) die Entwicklung von hochdifferenzierten Identitäts- bzw. Persönlichkeitssystemen begünstigen: multiple Traumata, mehrere Täter, ausgeprägtes narzisstisches Ausgestalten des Wesens und der Eigenschaften verschiedener Persönlichkeitszustände, hohe Intelligenz und Kreativität sowie extremer Rückzug in Phantasiewelten. Dementsprechend beachten Therapeuten, die über Erfahrung in der Behandlung von DIS verfügen, nur begrenzt die nach außen präsentierte Darstellung der verschiedenen, wechselnd auftretenden Persönlichkeitszustände. Stattdessen konzentrieren sie sich auf die kognitiven, affektiven und psychodynamischen Charakteristika, die von jedem der verschiedenen Persönlichkeitszustände verkörpert werden, während sie diese gleichzeitig zusammen als ein System von unterschiedlichen Repräsentationen, Symbolisierungen und Bedeutungen betrachten.

Die Theorie der »strukturellen Dissoziation der Persönlichkeit«, ein anderes ätiologisches Modell, basiert auf den Ideen von Janet und versucht, eine vereinheitlichende Theorie der Dissoziation einschließlich der DIS zu schaffen (Van der Hart et al., 2006). Diese Theorie geht davon aus, dass Dissoziation das Ergebnis eines grundlegenden Fehlschlagens der Integration unterschiedlicher Systeme von Vorstellungen und Funktionen der Persönlichkeit ist. Nach potenziell traumatisierenden Ereignissen kann die Persönlichkeit als Ganzes in einen »anscheinend normalen Persönlichkeitszustand« (engl. apparently normal part of the personality, ANP), zuständig für Alltagsfunktionen, und einen »emotionalen Persönlichkeitszustand« (engl. emotional part of the personality, EP), zuständig für die Verteidigung (engl. defense), aufgeteilt werden. Verteidigung ist in diesem Zusammenhang verbunden mit psychobiologischen Funktionen des Überlebens als Antwort auf Lebensbedrohung, wie Kampf oder Flucht. Die Bedeutung des Begriffes »defense« ist nicht gleichzusetzen mit dem psychodynamischen Begriff »Abwehr«. Es wird angenommen, dass chronische Traumatisierung und/oder Vernachlässigung zu sekundärer struktureller Dissoziation und dem Auftreten von zusätzlichen EPs führen kann.

Zusammenfassend besagen diese Entwicklungsmodelle, dass DIS nicht aus einer vorher ausgereiften und kongruenten Persönlichkeit oder »Kernpersönlichkeit« entsteht, die zerborsten oder zersplittert wird. DIS ergibt sich vielmehr durch das Versagen der entwicklungsgemäßen normalen Integration. Dieses Versagen wird durch überwältigende Erfahrungen und eine gestörte Interaktion zwischen Kind und Bezugspersonen (einschließlich Vernachlässigung und fehlendem Reagieren/Eingehen auf das Kind) während früher kritischer Entwicklungsperioden bedingt. Dies führt dann wieder dazu, dass manche Kinder relativ abgegrenzte, personifizierte Verhaltenszustände herausbilden, die sich schließlich zu dissoziierten Persönlichkeitszuständen entwickeln.

Manche Autoren behaupten, DIS werde von Therapeuten verursacht, die sehr von der Störung überzeugt sind und die ihre Patienten implizit und/oder explizit beeinflussen, solche Symptome zu produzieren. Nach diesem »soziokognitiven« Modell ist DIS ein sozial konstruierter Zustand, der aus Beeinflussung durch den Therapeuten (z.B. suggestives Fragen nach der Existenz von möglichen dissoziierten Persönlichkeitszuständen), Medieneinfluss (z.B. Darstellung von DIS in Film und Fernsehen) und unspezifischen soziokulturellen Vorstellungen über die klinischen Merkmale von DIS resultiert. Manche Befürworter des soziokognitiven Modells glauben beispielsweise, dass die Veröffentlichung des Buches und Films *Sybil* um 1970 herum eine prägende Rolle dabei spielte, dass sich in der öffentlichen Meinung und bei Therapeuten eine bestimmte Vorstellung von DIS entwickelte (Lilienfeld & Lynn, 2003, S.117). Ungeachtet dieser Argumente gibt es keine aktuelle Forschung, die belegt, dass die komplexe Phänomenologie von DIS durch Suggestion, Ansteckung oder Hypnose hervorgerufen oder gar über längere Zeiträume aufrechterhalten werden kann (Brown et al., 1999; Gleaves, 1996; Loewenstein, 2007).

Im Vergleich dazu gibt es eine Reihe evidenzbasierter Studien, die das Traumamodell von DIS gegenüber dem soziokognitiven Modell unterstützen: Diese beinhalten auch Untersuchungen, die DIS bei Kindern, Jugendlichen und Erwachsenen aufzeigen, die nachweislich Misshandlung ausgesetzt waren, und zudem belegen, dass die Symptome der DIS jeglichem therapeutischem Kontakt vorausgingen (Hornstein & Putnam, 1992; Lewis et al., 1997); darüber hinaus umfassen diese Studien neben weiteren Gesichtpunkten auch Untersuchungen über die Psychophysiologie und Psychobiologie (wie oben beschrieben) und Untersuchungen zur diskriminanten Validität dissoziativer Störungen unter Nutzung strukturierter Interviews. Ferner zeigen naturalistische Studien, dass DIS-Patient(inn)en viele Symptome angeben, welche – gestützt durch Forschungsdaten – eine DIS charakterisieren, bislang aber weder den Patient(inn)en selbst noch der Öffentlichkeit und auch nicht den meisten Therapeut(inn)en als Symptomprofil bekannt waren (Dell, 2006a)[19].

19 Siehe hierzu auch Gast (2003b) sowie Dalenberg et al. (2012).

Das diagnostische Gespräch

Ein sorgfältiges klinisches Gespräch und eine durchdachte Differenzialdiagnose führen üblicherweise zur korrekten Diagnose von DIS (Coons, 1984). Eine Untersuchung auf dissoziative Störungen sollte Teil jedes diagnostischen Gesprächs sein, da diese Störungen mindestens ebenso häufig vorkommen wie andere routinemäßig in Betracht gezogene Störungen. Der/die Patient(in) sollte zumindest nach Episoden von Amnesie, Fugue, Depersonalisation, Derealisation, Identitätskonfusion und Identitätsänderung gefragt werden (Steinberg, 1995). Weitere Symptombereiche betreffen spontane Altersregressionen, autohypnotische Erlebnisse, das Stimmen-Hören (Putnam, 1991b), passive Beeinflussungssymptome, wie »gemachte« (d.h. nicht sich selbst zugeschriebene) Gedanken, Emotionen oder Verhaltensweisen (Dell, 2009c; R.P. Kluft, 1987a) sowie somatoforme dissoziative Symptome, wie Körpersensationen, die auf starke Emotionen und frühere Traumata bezogen sind (Nijenhuis, 1999). Therapeut(inn)en sollten außerdem ihr Augenmerk auf Manifestationen von Dissoziation im Verhalten legen – so bei Körperhaltung, Auftreten, Kleidung, starrem Blick, Flattern der Augen(lider), Fluktuationen im Sprachstil (Sprache und Sprechen), Beziehungsgestaltung, Funktionsniveau von Fähigkeiten und Fertigkeiten und Differenziertheit des Denkens (Armstrong, 1991, 2002; Loewenstein, 1991a). Loewenstein (1991a) beschreibt zur Erhebung des psychopathologischen Befundes eine Untersuchung, die viele Symptome von DIS, u.a. Hinweise auf Persönlichkeitswechsel, Amnesie, autohypnotische Phänomene, PTBS, somatoforme Symptome und affektive Symptome, erfragt[20].

Der Diagnoseprozess für schwere dissoziative Störungen wird dadurch erschwert, dass viele Patient(inn)en aufgrund früher Kindheitstraumata und Bindungsprobleme Misstrauen gegenüber anderen Menschen, besonders Autoritätspersonen, hegen. Einem als Autoritätsperson angesehenen Therapeuten oder einer Therapeutin

20 Siehe hierzu auch Rodewald (2011) sowie Gast et al. (2000).

gegenüber können traumatisierte Patient(inn)en großes Widerstreben an den Tag legen, ihre innere, versteckte Gefühlswelt offenzulegen (Brand, Armstrong & Loewenstein, 2006). Zudem setzt der diagnostische Prozess voraus, dass die Patientin überhaupt über ihre Erfahrungen von Dissoziation reflektiert und dann auch berichtet, zumal dies sehr starke, negative und widersprüchliche Gefühle hervorbringt.

Zusammenfassend kann gesagt werden, dass viele dissoziative Patient(inn)en verständlichen Widerwillen zeigen oder gar nicht in der Lage sind, ihre inneren Erfahrungen anzunehmen und darzulegen. Somit ist es unwahrscheinlich, dass die Ergebnisse von diagnostischen Interviews und Selbstbeurteilungsinstrumenten valide und verwertbare Informationen liefern, wenn der/die Therapeut(in) sich nicht die Zeit nimmt, eine vertrauensvolle Arbeitsbeziehung aufzubauen (Armstrong, 1991; Brand et al., 2006).

Psychiater(innen) und Psychotherapeut(inn)en sollten sich bewusst machen, dass einige DIS-Patient(inn)en nicht realisieren (oder es sich selbst nicht eingestehen können), dass sich ihre inneren Erfahrungen von denen anderer unterscheiden. Insofern Dissoziation als Verteidigungsstrategie gegenüber schmerzlichen Realitäten dienen kann, wird das Vorhandensein von dissoziierten Anteilen der Persönlichkeit und anderen dissoziativen Symptomen von DIS-Patient(inn)en in der Regel abgelehnt und geleugnet. Diese Art von Leugnung stimmt mit der Abwehrfunktion, Traumatisierungen und die damit verbundenen Emotionen zu leugnen, und mit dem daraus resultierenden dissoziierten Selbstempfinden überein. Deshalb ist es nicht überraschend, dass Personen mit DIS sich oft als ängstliche/vermeidende Persönlichkeiten präsentieren und sich als ausgelaugt und depressiv schildern (vgl. Cardena & Spiegel, 1996).

Die DIS ist fast immer mit einer vorausgehenden Geschichte signifikanter Traumatisierung verbunden, meistens mit erstmaligem Auftreten im Kindesalter (Putnam, 1997; Putnam et al., 1986). Deshalb sollte der diagnostische Prozess den Versuch beinhalten, die Lebensgeschichte des Patienten bzw. der Patientin zu erfragen. Gleichwohl sollten Therapeut(inn)en sorgfältig ihre klinische Erfahrung nutzen, um zu beurteilen, inwieweit Details von traumatischen Erlebnissen während der ersten Gespräche erfragt werden können – vor allem dann, wenn diese nur schlecht oder unvollständig erinnert werden oder wenn das Erinnern oder Berichten die individuellen emotionalen Fähigkeiten des Patienten zu übersteigen scheint.

Voreiliges Erfragen traumageschichtlicher Details kann zu einer akuten Dekompensation (der posttraumatischen oder dissoziativen Symptome) führen. Aufgrund dissoziativer Amnesie berichten Patient(inn)en ihre Lebensgeschichte zu Beginn der Behandlung oft nur fragmentarisch oder nicht kohärent; eine vollständigere Biografie entwickelt sich typischerweise erst im Laufe der Zeit.

Voreiliges Erfragen traumageschichtlicher Details kann zu einer akuten Dekompensation der posttraumatischen oder dissoziativen Symptome führen.

Nicht näher bezeichnete dissoziative Störung (NNBDS; engl. dissociative disorder not otherwise specified, DDNOS)

Unter den dissoziativen Patient(inn)en, die im therapeutischen Setting gesehen werden, kann ein großer Teil nach den DSM-IV-Kriterien als DDNOS diagnostiziert werden. Viele davon erfüllen die Kriterien des DDNOS Typ 1. Dieser Typ kennzeichnet »klinische Erscheinungsbilder ähnlich der Dissoziativen Identitätsstörung, die jedoch die Kriterien für diese Störung nicht vollständig erfüllen« (S. 490). Es stellen sich hierbei zwei Gruppen solcher DDNOS-Typ-1-Fälle heraus: (1a) Vollbild der DIS-Fälle, bei denen die Diagnose noch nicht bestätigt wurde (durch eindeutige Manifestation der Persönlichkeitszustände), und (1b) komplexe dissoziative Fälle mit geringerer innerer Aufspaltung der Persönlichkeit und/oder selteneren Auftreten der Amnesien (Dell, 2009d). Letztere Fälle können als »Fast-DIS« (engl. »Almost-DID«) bezeichnet werden. DDNOS-Typ-1-Patient(inn)en erleben normalerweise DIS-ähnliche Unterbrechungen ihres Funktionierens, die durch wechselweises Aktivieren ihrer Persönlichkeitszustände sowie durch Intrusionen von Gefühlen und Erinnerungen in ihr Bewusstsein verursacht werden. Weil diese Fälle diskreter sind als eine voll ausgeprägte DIS, sind mehr Übung und Erfahrung beim Therapeuten erforderlich, um sie zu diagnostizieren. Hinsichtlich der Therapie herrscht Konsens unter den Experten, dass Fälle von DDNOS Typ 1 (sowohl »Noch-nicht-diagnostizierte-DIS« als auch »Fast-DIS«) von vielen der störungsspezifischen Behandlungsoptionen für DIS profitieren.

Diagnostische Messinstrumente für DIS

Es gibt drei Gruppen von Erhebungsinstrumenten für dissoziative Symptome und Störungen: von Therapeut(inn)en durchgeführte strukturierte Interviews, Selbstbeurteilungsinstrumente sowie kurze Selbstbeurteilungs-Screening-Instrumente. Beispiele hierfür werden im weiteren Textverlauf vorgestellt.

Viele weitere Messinstrumente für Dissoziation werden hauptsächlich in der Forschung eingesetzt und finden hier – aufgrund der klinischen Ausrichtung der Expertenempfehlung – keine Berücksichtigung.

Strukturierte Interviews

Das *Structured Clinical Interview for* DSM-IV *Dissociative Disorders Revised* (SCID-D-R)[21] besteht aus 277 Items und erfasst fünf dissoziative Symptome: Amnesie, Depersonalisation, Derealisation, Identitätsunsicherheit und Identitätsänderung. Die meisten Items beinhalten Follow-up-Fragen, in denen nach genaueren Beschreibungen der Erfahrung, nach spezifischen Beispielen und einer Einschätzung der Häufigkeit und Dauer der Episoden sowie nach Beeinträchtigungen in sozialen Beziehungen und der Arbeitsfähigkeit gefragt wird. Mit dem SCID-D-R kann die Diagnose der fünf im DSM-IV aufgeführ-

21 Die deutsche Übersetzung des SCID-D-R, das Strukturierte Klinische Interview für Dissoziative Störungen (SKID-D) wurde von Gast et al. (2000) im Hogrefe-Verlag veröffentlicht (Bezug über www.testzentrale.de). Aktualisierte Fassung: Steinberg (2023). Für Ergebnisse der Validierung der deutschen Übersetzung des SKID-D vgl. Rodewald (2005).

ten dissoziativen Störungen gestellt werden. Außerdem ermöglicht das Interview eine Schweregrad-Einschätzung für jedes der fünf Symptome und erbringt einen auf den Schweregrad-Einstufungen basierenden SCID-D-Gesamtscore. Die Schweregrad-Einstufungen basieren auf der Häufigkeit und Intensität der Symptome. Die Durchführung des SCID-D-R erfordert 45–180 Minuten oder mehr, wenn viele im Interview erfragte Items positiv beantwortet werden oder wenn den Befragten im Interview die Möglichkeit gegeben wird, sehr ausführlich auf die Follow-up-Fragen zu antworten. Der/die Interviewer(in), ob Therapeut(in) oder geschulte Hilfskraft, benötigt ausreichende Erfahrung mit dissoziativen Symptomen. Das SCID-D-R weist eine gute bis exzellente Reliabilität und diskriminante Validität auf.[22]

Das *Dissociative Disorders Interview Schedule* (DDIS; Ross, 1997; Ross et al., 1989)[23] ist ein strukturiertes Interview mit 132 Items, das die Symptome der fünf dissoziativen Störungen, der Somati-

---

22 Der SCID-D-R-Gesamtscore korreliert mit r = .78 mit der Dissociative Experiences Scale (Boon & Draijer, 1993b) und mit r = .78 bis r = .93 mit dem Multidimensional Inventory of Dissociation (MID; Dell, 2004; Gast et al., 2003; Somer & Dell, 2005).

23 Der DDIS wurde als strukturierter Interviewleitfaden zur Diagnose dissoziativer Störungen (SIDDS) von Overkamp (2005) ins Deutsche übersetzt und validiert.
Als weiteres sehr umfassendes Interview steht zudem das Trauma und Dissoziative Symptome Interview (TADS-I, nach Boon & H. Mathess) zur Verfügung, siehe auch Jan Gysi: »Diagnostik von Traumafolgestörungen – Multiaxiales Trauma-Dissoziations-Modell nach ICD-11«, Hogrefe Verlag, 2020; siehe auch: jangysi.ch-therapie

Trauma And Dissoziative Symptome Interview (TADS-I).
Der TADS-I (Boon 2023) ist ein halbstrukturierter Interviewleitfaden zur Diagnose dissoziativer Störungen sowie dissoziativer und traumabezogener Symptome nach DSM-5® und ICD-11. Anhand der fünf Strukturierungsbereiche (Allgemeine Informationen, Posttraumatische Symptome, Veränderungen des Bewusstseins, Körperliche Beschwerden und somatoforme Dissoziation sowie Psychoforme Dissoziation) bietet er eine umfassende und differenzierte multimodale Diagnostik traumabedingter dissoziativer Störungen. Er erlaubt die differenzialdiagnostische Abgrenzung relevanter komorbider Störungen (wie KPTBS, Persönlichkeitsstörungen/BPS, affektive und schizophrene Störungen), gibt Einblick in eine (eventuell vorliegende) strukturelle Dissoziation der Persönlichkeit und eignet sich auch als Hilfsmittel zur Unterscheidung zwischen »echter« und imitierter dissoziativer Identitätsstörung. Beispielfra-

sierungsstörung, der Borderline-Persönlichkeitsstörung und der schweren depressiven Episode nach dem DSM-IV erfasst. Darüber hinaus schließt der DDIS auch Substanzmissbrauch, Schneider'sche Symptome ersten Ranges, Trancezustände, Kindesmissbrauch, Sekundärmerkmale von DIS und übernatürliche/paranormale Erlebnisse ein. Der Fragebogen nimmt normalerweise 30–60 Minuten in Anspruch. Der DDIS ermöglicht Diagnosestellung und gibt die Anzahl der Fragen an, die in jedem Abschnitt bejaht wurden, untersucht allerdings nicht die Häufigkeit oder Schwere der Symptome.

Selbstbeurteilungsfragebögen

Das *Multidimensional Inventory of Dissociation* (MID; Dell, 2006)[24] ist ein mehrskaliges diagnostisches Messinstrument, das zur gründlichen Erfassung dissoziativer Phänomene konstruiert wurde. Das MID besteht aus 218 Fragen – 168 Dissoziations- und 50 Validitätsfragen. Das MID nimmt 30–90 Minuten in Anspruch. Zusammen mit dem zugehörigen auf Excel®-basierten Auswertungssystem (welches für Therapeuten gratis erhältlich ist) liefert das MID sowohl Skalen-Ergebnisse als auch Diagnosen (d.h. DIS, DDNOS, PTBS und schwere Borderline-Persönlichkeitsstörung). Das MID misst 23 dissoziative Symptome und sechs Antwortsätze, die als Kontrollskalen dienen. Die 168 Dissoziationsfragen beinhalten zwölf Faktoren erster Ordnung – Verwirrung über das eigene Selbst, Intrusionen von Ärger, dissoziative Desorientierung, Amnesie, Verstörung über Gedächtnisprobleme, Depersonalisation, Derealisation, Flashbacks, somatoforme Dissoziation, Trancezustände, veränderte Persönlichkeitszustände, verfolgende Intrusionen, Lücken im autobiografischen Gedächtnis – und einen Faktor zweiter Ordnung (pathologische Dissoziation) (Dell & Lawson, 2009).

---

gen in deutscher Übersetzung finden sich bei Gysi (2024), S.144ff; die Validierung der deutschen Version des TADS-I ist in Arbeit.

24 MID wurde von Gast und Kollegen als Multidimensionales Inventar dissoziativer Symptome, MID-d, ins Deutsche übersetzt und validiert (Gast, 2002; Gast, 2003b).

Screening-Instrumente

Folgende Instrumente sind zum Screening gedacht und sollten nicht allein für die endgültige Diagnose herangezogen werden:

Die *Dissociative Experiences Scale* (DES, dt. FDS; Bernstein & Putnam, 1986) ist das in Klinik und Forschung meistgenutzte Messinstrument der Dissoziation. Es wurde aus der englischen Originalversion in viele Sprachen übersetzt. Die DES besteht aus 28 Selbstbeurteilungsfragen. Die Items erfassen Absorption, imaginative Beeinträchtigung, Depersonalisation, Derealisation und Amnesie. Das DES-Taxon (DES-T) besteht aus acht Items der DES, die am genauesten mit einem Taxon (Klasse) von Individuen übereinstimmen, die »pathologische Dissoziation« aufweisen (Waller et al., 1996).[25, 26]

Der *Dissociation Questionnaire* (DIS-Q; Vanderlinden et al., 1993; Vanderlinden, 1993) ist ein 63 Items umfassender Selbstbeurteilungsfragebogen. Der anfängliche Itempool, auf dessen Basis der DIS-Q entwickelt worden ist, wurde aus Items der DES, der Perceptual Alteration Scale (PAS; Sanders, 1986) und dem QED zusammengestellt. Hinzu kamen weitere Items, die auf Basis der klinischen Erfahrung mit hochdissoziativen Klient(inn)en neu formuliert wurden. Der DIS-Q misst Identitätsunsicherheit und -fragmentierung, Kontrollverlust, Amnesie und Absorption. Der in den Niederlanden und Belgien entwickelte Fragebogen wird von europäischen Thera-

---

25 Der Fragebogen zu dissoziativen Symptomen (FDS; Spitzer et al. 2015) ist die deutsche Adaptation der DES. In der deutschen Fassung wurde die DES um die Symptome somatischer Dissoziation erweitert. Sie erfasst sowohl die psychische als auch Teile der somatoformen Dissoziation. Der FDS hat 44 Items, deren Bearbeitung ca. 20 Minuten dauert. Auf einer Skala von 0 bis 100 % ist anzugeben, wie häufig die vorgegebenen Beispiele dissoziativer Erfahrungen aus dem alltäglichen Leben bekannt sind. Die Items werden den Subskalen Absorption, Derealisation/Depersonalisation, Amnesie und Konversion zugeordnet. Ausgewertet wird der FDS über Mittelwertbildung. Der FDS ist über die Testzentrale des Hogrefe-Verlages (www.testzentrale.de) zu beziehen.

26 Rodewald et al. empfehlen für den FDS einen Cut-off-Wert von 13–15 Punkten. Für Details siehe Rodewald et al. (2006). Es sollte dann eine weitere Abklärung, ggf. mit einem strukturierten Interview, erfolgen, um eine dissoziative Störung zu erfassen oder auszuschließen, siehe z. B. Gast & Rodewald (2004); Rodewald (2011).

peut(inn)en und Forscher(inne)n häufiger eingesetzt als von nordamerikanischen Kolleg(inn)en.[27]

Der *Somatoform Dissociation Questionnaire* 20 (SDQ-20) besteht aus 20 Selbstbeurteilungsfragen, die durch eine fünfstufige Likert-Skala beantwortet werden (Nijenhuis et al., 1996, 1998, 1999). Der SDQ-20 ist ausdrücklich zur Messung von somatoformer Dissoziation auf der Grundlage von Janets (1889) klinischer und beschreibender Arbeit konzeptualisiert. Die Fragen des SDQ-20 beziehen sich auf die Symptome Tunnelblick, auditorisches Distanzieren, Muskelanspannungen, psychogene Blindheit, Schwierigkeiten beim Urinieren, Schmerzunempfindlichkeit, psychogene Lähmung, pseudoepileptische Krampfanfälle usw. Eine kürzere Version, der SDQ-5, besteht aus fünf der Fragen aus dem SDQ-20 (Nijenhuis, 1999). Der SDQ-5 wurde als Screening-Instrument für dissoziative Störungen entwickelt und korreliert gut mit den Ergebnissen des längeren Fragebogens.[28]

Weitere psychologische Tests

Einige andere häufig eingesetzte psychologische Testverfahren (z. B. Rorschach, MMPI-2, WAIS-R, MCMI-II)[29] können wichtige Einblicke in die Persönlichkeitsstruktur eines Patienten bzw. einer Patientin geben und sich somit bei der Differenzialdiagnostik solcher Störungen als nützlich erweisen, die sonst häufig mit DIS verwechselt werden, wie Borderline-Persönlichkeitsstörung und psychotische Störungen (Armstrong, 1991, 2002; Brand, Armstrong et al., 2009). Im Rorschach-Test unterscheiden sich z. B. DIS-Patient(inn) en von psychotischen Patient(inn)en durch ihre signifikanten traumatischen Intrusionen im Zusammenhang mit besserem Urteilsvermögen und höherer kognitiver Komplexität (Brand, Armstrong

27 Deutsche Übersetzung veröffentlicht in Vanderlinden & Vandereycken (1995).
28 Deutsche validierte Übersetzung siehe Müller-Pfeiffer et al. (2010).
29 WAIS-R = Wechsler Adult Intelligence Scale Revised, entspricht dem deutschen HAWIE-R; MCMI-II = Millon Clinical Multiaxial Inventory, erfasst Achse-I- und -II-Störungen, nicht in deutscher Sprache verfügbar.

et al., 2009). Weiter können DIS-Patient(inn)en durch den Rorschach-Test auch von Patient(inn)en mit Borderline-Persönlichkeitsstörung unterschieden werden, da sie bessere Fähigkeiten für Arbeitsbeziehungen, Selbstreflexion, eine sorgfältigere Wahrnehmung und logischeres Denken aufweisen (Brand, Armstrong et al., 2009). Es sollte jedoch bedacht werden, dass allgemeine psychologische Testverfahren nicht dafür entwickelt wurden, die Diagnose einer DIS zu stellen bzw. Patient(inn)en mit DIS zu identifizieren.

Sie können zu Fehldiagnosen führen, vor allem wenn der Auswerter (1) mit dem typischen Antwortverhalten von DIS-Klient(inn)en in den jeweiligen Tests nicht vertraut ist, (2) sich nur auf die Auswertungstabellen, die nicht für eine dissoziative Population genormt sind, verlässt, (3) keine zusätzlichen dissoziationsspezifischen Messinstrumente (z. B. strukturierte klinische Interviews) einsetzt und (4) während des klinischen und diagnostischen Gespräches nicht gezielt nach dissoziativen Symptomen fragt.

Differenzialdiagnose und Fehldiagnose von DIS

Therapeut(inn)en sollten sowohl gegenüber falsch positiven als auch falsch negativen Diagnosen von DIS wachsam sein. Es ist wichtig, dass sie die Ähnlichkeiten und Unterschiede zwischen dissoziativen und anderen regelmäßig vorkommenden Störungen verstehen.

Bipolare, affektive, psychotische Störungen, Anfallsleiden und Borderline-Persönlichkeitsstörungen sind die mit am häufigsten auftretenden Fehldiagnosen von Patienten mit DIS und DDNOS.

Bipolare, affektive, psychotische Störungen, Anfallsleiden und Borderline-Persönlichkeitsstörungen sind die mit am häufigsten auftretenden Fehldiagnosen (false negative) von Patient(inn)en mit DIS und DDNOS. Fehldiagnosen treten häufig auf, wenn im diagnostischen Gespräch keine Fragen in Bezug auf Dissoziation und Trauma gestellt werden oder der Prozess sich zu sehr auf augenscheinliche komorbide Störungen konzentriert, bzw. wenn der/die

Untersucher(in) es versäumt hat, kritische Themen anzusprechen und – damit verbunden – ein Arbeitsbündnis zu etablieren.

Auf der anderen Seite müssen Therapeut(inn)en, die sich auf dissoziative Störungen spezialisiert haben, in der Lage sein, auch nichtdissoziative Störungen zu erkennen und zu diagnostizieren, damit sie DIS nicht fälschlicherweise feststellen oder das Vorhandensein von echten komorbiden Störungen ignorieren.

Dissoziative Symptome spielen bei anderen dissoziativen Störungen und PTBS eine zentrale Rolle und können zudem Teil der klinischen Symptomatik von Patient(inn)en mit Somatisierungsstörung, Panikstörung oder auch Psychosen sein. Man sollte nicht davon ausgehen, dass sich hinter Symptomen wie Amnesie oder sogar »Identitätsfragmentierung« automatisch eine DIS-Diagnose verbirgt.

Die Identitätsprobleme, die bei persönlichkeitsgestörten Patient(inn)en vorkommen, können manchmal als DIS-Symptome fehldiagnostiziert werden. Stimmungsschwankungen bei bipolaren Patient(inn)en, vor allem solchen mit komorbider PTBS, werden gelegentlich mit DIS verwechselt. Manche psychotische Patient(inn)en mit der Wahnvorstellung, dass sie von anderen Menschen besessen seien, können als DIS fehldiagnostiziert werden. Zusätzlich können manche Patienten dissoziative Symptome zeigen, jedoch eine nichtdissoziative Primärdiagnose vorweisen. So weist beispielsweise eine Gruppe von Patienten mit schizophrener Störung und einer Geschichte von Kindheitstraumata wiederkehrende dissoziative Symptome auf (Ross & Keyes, 2004; Şar et al., 2010). Auch persönlichkeitsgestörte Patient(inn)en mit dissoziativen Symptomen und Identitätsstörung können als DIS fehldiagnostiziert werden. So sind z.B. »vorübergehende, stressbedingte … schwere dissoziative Symptome« und Identitätsstörung Bestandteil der DSM-IV-Kriterien für eine Borderline-Persönlichkeitsstörung. Viele Borderline-Patient(inn)en, wie auch andere persönlichkeitsgestörte Patient(inn)en, haben eine Vorgeschichte von Misshandlungen in der Kindheit. Verfrühte, intensive Exploration der traumatischen Erinnerungen kann bei diesen Personen zu einer verstärkten Wahrnehmung von Identitätsfragmentierung führen, welche als DIS fehldiagnostiziert werden kann. Studien, die Patient(inn)en mit Persönlichkeitsstörungen und DIS miteinander verglichen haben, zeigten, dass eine sorgfältige klinische Untersuchung, die Anwendung von diagnostischen Tests, wie z. B. DES (dt. FDS), SCID-D, MID, sowie eine psychologische Einschätzung die Differenzialdiagnose erleichtern können (Boon & Draijer, 1993; Brand, Armstrong et al., 2010; Draijer & Boon, 1999).

Unerfahrene Therapeut(inn)en können außerdem die starke Beschäftigung des Patienten mit einem metaphorischen »inneren Kind« oder ähnliche Phänomene mit klinischer DIS verwechseln. Therapeut(inn)en, die unzureichend in Hypnose ausgebildet sind, können auch hypnotische Phänomene wie die Schaffung von »Ego-States« mit klinischer DIS verwechseln (Watkins & Watkins, 1997).

Diese Probleme können zeitweise noch durch den Anspruch oder den Wunsch des Patienten, eine »interessantere« oder komplizierte Diagnose wie DIS zu haben, verstärkt werden. Boon und Draijer beschreiben z. B. »imitierte DIS«, vor allem bei Patient(inn)en mit Persönlichkeitsstörungen. In diesem Fall glauben sowohl der/die Patient(in) als auch ein besorgtes Umfeld ebenso wie der/die Therapeut(in) an die DIS-Diagnose (Boon & Draijer, 1993; Draijer & Boon, 1999). Neben anderen Symptomen zeichnen sich diese Patient(inn)en durch begeisterte Betonung und starke Zurschaustellung ihrer »Persönlichkeitszustände« aus, die im Gegensatz zum durchgängigen Muster der Verleugnung des typischen DIS-Patienten stehen, das zumindest in den ersten Phasen der Behandlung vorherrscht. Diese Verleugnung bezieht sich sowohl auf dissoziierte Aspekte der Persönlichkeit als auch auf die DIS-Diagnose.

Wie alle anderen psychischen Störungen kann auch die DIS artifiziell (engl. factitious) oder simuliert (engl. malingered) sein (Coons, 1991; Coons & Milstein, 1994; Draijer & Boon, 1999; R. P. Kluft, 1987; Thomas, 2001). Therapeut(inn)en sollten diese Vermutung aufmerksam verfolgen, vor allem wenn eine starke Motivation besteht, eine Krankheit zu simulieren (z. B. bei bevorstehenden Strafverfahren, Zivilprozessen und/oder Entschädigungsbegehren oder Wiedergutmachungsansprüchen). Studien zeigten, dass das SCID-D, MID und andere diagnostische Messinstrumente bei der Unterscheidung von echter und vorgetäuschter DIS hilfreich sein können (Brand, McNary, Loewenstein, Kolos & Barr, 2006). Vor allem auf dem Gebiet der Forensik sollte eine umfassende Untersuchung von möglicherweise artifizieller/simulierter DIS folgende Punkte enthalten: (1) ein umfassendes klinisches Gespräch, (2) die Prüfung aller zur Verfügung stehenden klinischen Dokumentationen und zusätzlichen Informationen, (3) standardisierte Testverfahren zu Dissoziation und PTBS, (4) standardisierte psychologische Tests (z.B. Millon Clinical Multiaxial Interview (MCMI-II; Millon, 1997) oder Rorschach-Test) und (5) Messinstrumente über Simulation (z.B. Structured Interview of Reported Symptoms (SIRS; Rogers et al., 1992).[30] Allerdings haben Brand, McNary et al. (2006) herausgefunden, dass auch manche DIS-Patient(inn)en erhöhte Punktwerte auf einigen der SIRS-Subskalen aufwiesen, weil diese eine Anzahl von häufigen dissoziativen Symptomen wie Depersonalisation beinhalten.

Somatoforme Komorbidität bei DIS

Historisch waren somatoforme und dissoziative Störungen durch das Konzept der Hysterie vereint, und bis zum DSM-III wurden ähnliche zugrunde liegende Prozesse und Mechanismen angenommen. Das DSM-III-Komitee ordnete somatoforme und dissoziative Störungen verschiedenen Kategorien zu; seither wird diese Entscheidung kritisch diskutiert (Brown et al., 2007). Die ICD-9 (WHO, 1977) dagegen konzeptualisierte die Störungen weiterhin als gemeinsamen Wurzeln entspringend. Dies gilt auch für die ICD-10 (WHO, 1992), welche die dissoziativen Bewegungs- sowie Sensibilitäts- und Empfindungsstörungen mit einschließt und den Begriff der Konver-

---

30 siehe auch Steinberg et al. (2011). Diagnostik valider und vorgetäuschter Dissoziation mit dem strukturierten klinischen Interview für dissoziative Störungen (SCID-D-R)-Richtlinien für klinische und forensische Untersuchungen. In: Reddemann, Hofmann & Gast (Hrsg.); Psychotherapie der dissoziativen Störungen (S.176–191). Stuttgart: Thieme. Sowie Pietkiewicz et al. (2021). Revisiting False-Positive and Imitated Dissociative Identity Disorder. Front Psychol, 12, Doi: 10.3389/fpsyg.2021.637929.

sionsstörung vorzieht. DIS-Patient(inn)en zeigen in hohem Maße Somatisierungs- und somatoforme Störungen. Viele dieser Symptome bezeichnet Nijenhuis (1999) als somatoforme Dissoziation. Somatoforme Symptome bei DIS-Patienten variieren stark und können u.a. Bauchschmerzen, Unterleibsschmerzen, Gelenkschmerzen, Gesichts- und Kopfschmerzen, Globusgefühl, Rückenschmerzen, pseudoepileptische Anfälle, psychogenes Asthma und weiteres beinhalten. Das Konzept der somatoformen Dissoziation könnte ein Erklärungsansatz dafür sein, dass bei Patient(inn)en mit Somatisierungsstörung (Briquet-Syndrom), somatoformer Schmerzstörung, Hypochondrie, Konversionsstörungen und vor allem mit pseudoepileptischen Anfällen hohe Raten von Kindesmissbrauch – vorwiegend sexueller Art – anamnestisch gefunden werden (Barsky et al., 1994; Bowman & Markand, 1996; Goodwinn & Attias, 1999; Litwin & Cardena, 2000; Loewenstein, 1990, 2002; Loewenstein & Goodwin, 1999; McCauley et al., 1997; Morrison, 1989; Şar et al., 2004; Saxe et al., 1994)[31].

Behandlungsüberlegungen

Manche DIS-Patienten besitzen eine erstaunliche Begabung, überzeugende Konversionssymptome zu präsentieren, d.h. somatoform-dissoziative Symptome, die schwere medizinische Probleme wie epileptische Anfälle, schwere Kopfschmerzen, neurologische Symptome, Atembeschwerden usw. imitieren. Zusätzlich können somatoforme Ausprägungen somatische Erkrankungen überlagern.

Im Kulturraum außerhalb von Nordamerika kommt es häufiger vor, dass sich DIS-Patient(inn)en in der Notaufnahme mit somatoform-dissoziativen (Konversions-)Symptomen, wie Pseudoepilepsie, vorstellen (Şar et al., 2007). Wenn somatische Ursachen ausgeschlossen werden können, sind psychotherapeutische Interventionen hilfreich, die diejenigen Persönlichkeitszustände ansprechen, welche

31 Eine Zusammenfassung weiterer Studien findet sich bei Spitzer & Dümpelmann (2013, S. 171) sowie Popkirov S. & Hoheisel M. *Vom Stigma der Hysterie lösen.* Deutsches Ärzteblatt, Jg. 117, Heft 31–32, 3. August 2020.

die somatoformen Symptome verkörpern oder diese steuern, und/oder Konfliktlösungen zwischen Anteilen erarbeiten, die diese Symptome zur Folge haben. Manchmal ist ein Kurzaufenthalt im Krankenhaus notwendig, um schwere Krankheiten auszuschließen, stark einschränkende physische Symptome zu stabilisieren und eine Psychotherapie einzuleiten.

Manche somatoforme Symptome können eher als somatoforme Flashbacks betrachtet werden, im Sinne einer dissoziierten somatischen Komponente einer Traumaerinnerung (auch »Körpererinnerungen« genannt) (vgl. Braun, 1988). Therapeutische Interventionen, die die Aussage dieser Symptome verbalisieren, können diese somatoforme Flashbacksymptomatik manchmal überraschend schnell verbessern.

Manche somatoforme Symptome können eher als somatoforme Flashbacks betrachtet werden, im Sinne einer dissoziierten somatischen Komponente einer Traumaerinnerung.

Auch sensumotorische[32] Psychotherapietechniken, die als hilfreiche Zusatzbehandlung für DIS angesehen werden, können zur Auflösung von somatoformen Symptomen von Nutzen sein (Ogden et al., 2006). Insgesamt können diese Interventionen ungeeignete medizinische oder pharmakologische Behandlungen reduzieren, zum Wohlbefinden und zur Funktionalität der Patient(inn)en beitragen und Kosten für inadäquate medizinische Behandlungen von somatoformen Symptomen reduzieren.

Manche DIS-Patient(inn)en sind auf die somatoformen Schmerzsymptome fixiert und nehmen hohe Dosen von Schmerzmitteln ein – mit nur beschränkter Wirkung. Andere dissoziieren ihren Schmerz über lange Zeiträume und begeben sich erst in medizinische Behandlung, wenn schwere Komplikationen aufgetreten sind (z. B. Krebsmetastasen). DIS-Patient(inn)en zeigen unterschiedliche Muster bei der Inanspruchnahme von medizinischer Behandlung:

---

32 spezielles körpertherapeutisches Verfahren

Manche nutzen medizinische Angebote mehr als die Allgemeinbevölkerung, während andere jegliche medizinische Behandlung phobisch vermeiden. Letzteres könnte zurückzuführen sein auf frühkindliche Erfahrungen von (medizinischer) Vernachlässigung, auf Intrusionssymptome im Zusammenhang mit früheren medizinischen Traumatisierungen oder Missbrauchserfahrungen durch Ärzte und/oder auf Scham bzw. ein posttraumatisches Vermeiden, den eigenen Körper zu zeigen oder anfassen zu lassen. Es müssen zahlreiche komplexe Faktoren bedacht werden, um die somatischen Probleme von DIS-Patient(inn)en einzuschätzen und zu behandeln (vgl. Goodwin & Attias, 1999). Zusammenfassend kann man sagen, dass Therapeut(inn)en ihre Patient(inn)en über adäquate Gesundheitsmaßnahmen aufklären und sie dabei unterstützen müssen, eine angemessene medizinische Behandlung aufzusuchen.

Manchmal kann es sinnvoll sein, eine(n) Arzt/Ärztin mit einzubeziehen, um Patient(inn)en behilflich zu sein, die in Bezug auf Ärzte oder medizinische Verfahren eine posttraumatisch bedingte Überreaktion zeigen. Außerdem kann dies von Nutzen sein, wenn die Patient(inn)en eine ausgeprägte Somatisierung aufweisen, die eine sorgfältige medizinische Behandlung erschweren oder verhindern kann. Zusätzlich haben die behandelnden Therapeut(inn)en häufig die Aufgabe, zwischen dem medizinischen Versorgungssystem und den Patient(inn)en zu vermitteln, um einerseits diesen zu helfen, notwendige Behandlungen zu erhalten, und andererseits den Druck der Patient(inn)en nach immer weiterer Diagnostik und Behandlung zu zügeln, wenn offensichtlich kein neues Problem vorliegt.

Viele DIS-Patient(inn)en haben ganz spezifische Schwierigkeiten mit medizinischen Verfahren oder Behandlungen. Die Therapeut(inn)en müssen ggf. das medizinische Personal über die Dissoziation aufklären und auf mögliche Schwierigkeiten hinweisen. Sorgfältige Vorbereitung ist wichtig, vor allem für invasive Maßnahmen wie gynäkologische Eingriffe, eine Anästhesie und/oder Operationen. Es kann vorkommen, dass die Therapeut(inn)en mit verschiedenen Persönlichkeitszuständen gezielt daran arbeiten müssen, um Patientinnen dazu zu bewegen, medizinische Behandlungen in

Anspruch zu nehmen. So können bestimmte Anteile der Persönlichkeit leugnen, überhaupt einen Körper zu haben. Oder sie versichern, dass sie in einem anderen Körper leben, bzw. sind davon überzeugt, ihr Körper habe ein anderes biologisches Alter usw.

KAPITEL 2

Expertenempfehlung für die Behandlung der Dissoziativen Identitätsstörung (DIS) bei Erwachsenen

Behandlungsziele und -ergebnisse

Integriertes Funktionieren als Behandlungsziel

Obwohl DIS-Patient(inn)en verschiedene Persönlichkeitszustände in sich selbst erleben, ist es für Therapeut(inn)en wichtig, sich bewusst zu machen, dass es sich bei dem Patienten bzw. der Patientin nicht um mehrere Personen im gleichen Körper handelt. Die Patient(inn)en sollten als vollständige, erwachsene Menschen betrachtet werden, deren Persönlichkeitszustände die Verantwortung für ihr tägliches Leben teilen. Therapeut(inn)en, die mit DIS-Patient(inn)en arbeiten, müssen im Allgemeinen die ganze Person (d.h. das System der Persönlichkeitszustände) für das Verhalten eines oder aller beitragenden Persönlichkeitszustände verantwortlich machen, selbst wenn eine Amnesie oder ein Gefühl mangelnder Kontrolle oder Selbstwirksamkeit über das Verhalten vorliegt (vgl. Radden, 1996).

Die Behandlung sollte den Patienten so weit wie möglich zu einem besseren integrierten Funktionieren führen. Um dies zu erreichen, kann es bisweilen erforderlich sein, dass der Therapeut anerkennt, dass der Patient seine Persönlichkeitszustände so erlebt, als seien sie getrennt. Es bleibt jedoch grundlegendes Prinzip der Therapie bei DIS-Patient(inn)en, eine bessere Kommunikation und Koordination zwischen den Persönlichkeitszuständen zu erzielen.

Bei den meisten DIS-Patient(inn)en scheint jeder Persönlichkeitszustand sowohl eine eigene Perspektive der »ersten Person« als auch ein Gefühl des »eigenen Ich« (engl. »own self«) zu haben, während gegenüber anderen Anteilen in gleichem Maße das Gefühl des »Nicht-Ich« oder »nicht zu mir gehörig« besteht. Der Persönlichkeitszustand, der gerade die Kontrolle ausübt, spricht gewöhnlich in der ersten Person und kann andere Anteile ablehnen oder sich dieser völlig unbewusst sein. Wechsel zwischen den Anteilen finden als Reaktion auf veränderte emotionale Zustände oder Anforderungen der Außenwelt statt, woraufhin ein anderer Anteil die Kontrolle übernimmt. Weil verschiedene Persönlichkeitszustände unterschiedliche Rollen, Erfahrungen, Gefühle, Erinnerungen und Glaubensgrundsätze haben, ist der Therapeut ständig mit den sich widersprechenden Meinungen und Blickwinkeln beschäftigt.

Der Kern des therapeutischen Prozesses ist es, den Persönlichkeitszuständen zu helfen, sich gegenseitig als berechtigte Teile des Selbst wahrzunehmen und ihre Konflikte zu diskutieren und zu lösen. Einzelne Persönlichkeitszustände als »realer« oder wichtiger anzusehen als andere, wäre für den Prozess der Therapie kontraproduktiv. Der Therapeut sollte auch nicht einen Anteil gegenüber anderen favorisieren oder weniger »liebenswürdige« oder störende Anteile von der Therapie ausschließen. (Solche Schritte können allerdings in manchen Behandlungsphasen vorübergehend notwendig sein, um die Sicherheit und Stabilität des Patienten für sich oder andere zu gewährleisten.)

Der Therapeut sollte die Idee fördern, dass alle Persönlichkeitszustände für Versuche stehen, mit früheren Problemen umzugehen und diese zu lösen. Deshalb ist es auch kontraproduktiv, dem Patienten zu raten, Persönlichkeitszustände zu ignorieren oder »loszuwerden«. (Dennoch ist es angemessen, dem Patienten Strategien an die Hand zu geben, um dem Einfluss zerstörerischer Anteile zu widerstehen, oder ihm zu helfen, dem Auftreten solcher Anteile in unangebrachten Situationen entgegenzuwirken.)

Es ist kontraproduktiv für die Therapie, dem Patienten vorzuschlagen, zusätzliche Persönlichkeitszustände herauszubilden, bisher namenlose Anteile mit einem Namen zu versehen (allerdings kann der Patient einen Namen wählen, wenn er will) oder so zu tun, als wären Persönlichkeitszustände ausgeformter (engl. elaborated) oder würden autonomer funktionieren, als sie es tatsächlich sind oder tun. Ein wünschenswertes Ergebnis einer Therapie ist es, eine arbeitsfähige Integration oder Zusammenarbeit der Persönlichkeitszustände zu erwirken. Die Verwendung von Begriffen wie »Integration« und »Fusion« ist bisweilen unklar und irritierend. Integration ist ein weitgreifender, dauerhafter Prozess, der sich auf die gesamte Arbeit mit dissoziierten mentalen Funktionen bezieht. R.P. Kluft (1993a, S.109) definiert Integration als »[einen] langwierigen Prozess, in dessen Verlauf alle Aspekte der dissoziativen Gespaltenheit rückgängig gemacht werden, der schon lange, bevor eine Reduktion der Anzahl oder Eigenständigkeit der Persönlichkeitszustände erkannt werden kann, beginnt. Der Prozess läuft weiter, während die Anteile anfangen zu fusionieren, und er läuft auf einer tieferen Ebene sogar dann noch weiter, wenn die Persönlichkeitszustände zu einer Person geworden sind. Sie [die Integration] beschreibt einen laufenden Prozess, der in der Tradition der psychoanalytischen Sichtweise für eine strukturelle Veränderung steht.« Fusion dagegen bezieht sich auf einen Zeitpunkt, zu dem sich zwei oder mehr Persönlichkeitszustände als zusammengehörig fühlen und ihre Eigenständigkeit völlig ablegen. Abschließende Fusion (engl. final fusion) steht für den Zeitpunkt, an dem sich die Selbstwahrnehmung des Patienten verändert – vom Gefühl vieler Persönlichkeitszustände zu einem einheitlichen Selbst. Manche Mitglieder der Task-Force haben sich für den Gebrauch des Begriffs »Vereinigung« ausgesprochen, um die verwirrenden Begriffe »frühe Fusion« und »abschließende Fusion« zu vermeiden.

Der Therapeut sollte die Idee fördern, dass alle Persönlichkeitszustände für Versuche stehen, mit früheren Problemen umzugehen und diese zu lösen. Deshalb ist es auch kontraproduktiv, dem Patienten zu raten, Persönlichkeitszustände zu ignorieren oder »loszuwerden«.

R.P. Kluft (1993a) hat argumentiert, dass die abschließende Fusion (d.h. vollständige Eingliederung, Zusammenschluss und Verlust jeglicher Getrenntheit) aller Persönlichkeitszustände das stabilste Therapieergebnis darstellt. Allerdings werden viele DIS-Patient(inn)en diese abschließende Fusion selbst nach umfänglicher Behandlung nicht erreichen oder eine abschließende Fusion nicht als wünschenswert betrachten. Es können viele Faktoren dazu beitragen, dass Patient(inn)en nicht in der Lage sind, eine abschließende Fusion zu verwirklichen: chronischer und schwerer situationsbedingter Stress, Vermeidung von ungelösten, sehr schmerzhaften Lebenserfahrungen einschließlich traumatischer Erinnerungen, das Fehlen von finanziellen Mitteln für die Behandlung, komorbide medizinische Probleme, fortgeschrittenes Alter, signifikante und anhaltende DSM-Achse-I- und/oder -Achse-II-Störungen und/oder signifikantes narzisstisches Investieren in die Persönlichkeitszustände und/oder die DIS selbst u.Ä. Deshalb kann ein realistischeres Langzeitergebnis für manche Patient(inn)en ein kooperatives Arrangement sein, manchmal auch »Übereinkommen« (engl. resolution) genannt. Es beinhaltet ein ausreichend integriertes und aufeinander abgestimmtes Zusammenarbeiten zwischen den Persönlichkeitszuständen, um optimales Funktionieren zu fördern. Dennoch laufen solche Patient(inn)en, die ein kooperatives Übereinkommen anstatt einer abschließenden Fusion erreichen, eher Gefahr, später zu dekompensieren (in eine volle DIS oder PTBS), wenn sie erheblichem Stress ausgesetzt sind.

Selbst nach abschließender Fusion kann die Arbeit an bleibenden dissoziierten Denkweisen oder dem Erleben weitergehen. Beispielsweise kann es sein, dass Therapeut(in) und Patient(in) daran arbeiten müssen, eine Fähigkeit, die zuvor nur ein Persönlichkeitszustand besaß, voll zu integrieren, eine neue Schmerzgrenze des Patienten zu ermitteln, alle dissoziierten Altersstufen in ein chronologisches Alter zu integrieren oder ein neues, für das Alter des Patienten angemessenes und gesundes Ausmaß von Betätigung und Belastbarkeit zu finden. Es kann sein, dass traumatisches und belastendes Material auch von dieser neuen Perspektive aus bearbeitet werden muss.

Behandlungsergebnis, Behandlungsverlauf und Kosteneffizienz für DIS

Obwohl manche Studien über DIS über ein Jahrhundert alt sind (Janet, 1919; Prince, 1906), steckt die intensive Erforschung der Behandlung von DIS noch in den Kinderschuhen. Brand, Classen, Zaveri und McNary (2009) stellten fest, dass verschiedene Faktoren die Forschung in diesem Bereich erschweren. Zu diesen zählen u.a. die langwierige Behandlung, die oft nötig ist, und die Notwendigkeit einer flexiblen Herangehensweise, um mit den komplexen klinischen Situationen, in denen sich DIS-Patient(inn)en befinden, umzugehen. Trotz dieser Herausforderungen wurde die DIS-Behandlung durch Fallstudien und -serien, durch Kosteneffizienzstudien und naturalistische Ergebnisstudien hinsichtlich der therapeutischen Effektivität erforscht. Insgesamt ergeben sich aus dieser Arbeit Hinweise auf effektive Behandlungen für DIS und eine große Bandbreite verwandter Symptome.

In den Niederlanden wurde eine Studie auf der Basis der Behandlungsakten (engl. chart review study) von 101 Klient(inn)en mit dissoziativen Störungen, die sich über einen Zeitraum von durchschnittlich sechs Jahren in ambulanter Psychotherapie befanden, durchgeführt (Groenendijk & Van der Hart, 1995). Nach den Ergebnissen dieser Studie war der Behandlungserfolg abhängig von der Behandlungsintensität. Bei umfassenderen Behandlungen ließen sich größere Erfolge feststellen (Groenendijk & Van der Hart, 1995). Die systematische Erfassung von Fallserien und Behandlungsstudien zeigt, dass je nach Studie 16.7 bis 33 % dieser DIS-Patient(inn)en eine vollständige Integration erreichten (Coons & Bowman, 2001; Coons & Sterne, 1986; Ellason & Ross, 1997).

Zwei Studien über Ergebnisse und Kosteneffizienz der DIS-Behandlung berichteten übereinstimmend, dass das Ergebnis von den klinischen Kennzeichen des Patienten abhängt (Loewenstein, 1994; Loewenstein & Putnam, 2004). DIS-Patient(inn)en mit relativ hohem Funktionsniveau profitierten schneller von der Behandlung. Trotzdem zeigten auch Patient(inn)en mit komorbiden Achse-I-

und -II-Störungen und Patient(inn)en mit einer langen Vorgeschichte psychiatrischer Erkrankungen deutliche, wenn auch kleinere Verbesserungen durch die Behandlung.

Acht Studien lieferten genügend Ergebnisdaten, um in eine kleine Metaanalyse von Brand, Classen, Zaveri et al. (2009) einzufließen. Diese kamen zu dem vorläufigen Ergebnis, dass durch eine adäquate Behandlung eine Reihe von Symptomen, die mit dissoziativen Störungen in Zusammenhang stehen, effektiv reduziert werden kann. Unter anderem zählten dazu Depression, Angst und dissoziative Symptome sowie Achse-I- und -II-Diagnosen.

Eine große internationale Langzeitstudie, an der weltweit aktuell 292 Therapeut(inn)en und deren DIS- und DDNOS-Patient(inn)en (N = 280) teilnehmen, stützt den Nutzen einer psychotherapeutischen Behandlung von DIS (Brand, Classen, Lanius et al., 2009). Eine Querschnittsanalyse der Grunddaten ergab, dass die Patient(inn)en, die sich schon länger in der Therapie für DIS/DDNOS befanden, weniger dissoziative, posttraumatische und allgemeine psychiatrische Symptome vorwiesen als solche, die am Anfang ihrer Therapie standen (Brand, Classen, Lanius et al., 2009). Patient(inn)en, die sich in einem späteren Behandlungsabschnitt befanden, waren signifikant besser anpassungsfähig und zeigten laut Einschätzung der Therapeut(inn)en einen höheren Wert im Global Assessment of Functioning (GAF). Patientenangaben zeigten zudem, dass sich diese in einem späteren Stadium der Therapie eher ehrenamtlich engagierten und weiterbildeten sowie weniger Krankenhausaufenthalte aufwiesen.[33]

---

33 Folgestudien stützten diese Befunde, siehe: Brand, B. L., Schielke, H. J., Putnam, K., Pierorazio, N. A., Nester, M. S., Robertson, J., Myrick, A. C., Loewenstein, R. J., Putnam, F. W., Steele, K., Boon, S., & Lanius, R. A. (2025). A randomized controlled trial assists individuals with complex trauma and dissociation in Finding Solid Ground. Psychological Trauma: Theory, Research, Practice, and Policy. Advance online publication. https://dx.doi.org/10.1037/tra0001871

KAPITEL 3

Expertenempfehlung für die Behandlung der Dissoziativen Identitätsstörung (DIS) bei Erwachsenen

Der phasenorientierte Behandlungsansatz

In den letzten zwei Jahrzehnten herrscht Konsens bei den Experten, dass komplexe, mit Trauma zusammenhängende Störungen (wie DIS) am besten in sequenziellen Stufen behandelt werden. Schon im 19. Jahrhundert befürwortete Pierre Janet eine phasenorientierte Behandlung für dissoziative Störungen (vgl. Brown, Scheflin & Hammond, 1998; Van der Hart et al. 1989).

Die gebräuchlichste Struktur für einen solchen Behandlungsansatz umfasst drei Phasen oder Stufen:

1. Sicherheit, Stabilisierung und Reduktion der Symptome,
2. Konfrontation, Durcharbeiten und Integration von traumatischen Erinnerungen,
3. Integration der Identität und Rehabilitation

(vgl. Brown et al., 1998; Chu, 1998; Courtois et al., 2009; Herman, 1992a; R. P. Kluft, 1993a; Steele et al., 2001, 2005; Van der Hart et al., 2006; Van der Hart et al., 1998).[34]

Unter anderem befassen sich die Arbeiten von R. P. Kluft (1993a), Steele et al. (2005) und Van der Hart et al. (2006) mit vielen spezifischen Überlegungen, die im Zusammenhang mit der Behandlung von DIS und anderen dissoziativen Störungen beachtet werden müssen.

Die komplexe PTBS ist ein Konstrukt, das sich auch mit den kennzeichnenden Merkmalen vieler DIS-Patient(inn)en deckt (Ford & Courtois, 2009; Herman, 1992b, 1993; Van der Kolk et al., 1993). Diese Patient(inn)en haben typischerweise beginnend ab der frühen Kindheit und über mehrere Entwicklungsperioden hinweg wiederholte Traumatisierungen erlebt. Zusätzlich zu ihren PTBS-Symptomen haben Personen mit komplexer PTBS auch Schwierigkeiten mit Dissoziation, Affektregulation, der Verzerrung der Körperwahrnehmung, chronischer Suizidalität und Somatisierung. Sie können zusätzlich eine erhebliche Beziehungspathologie aufweisen mit Vertrauensproblemen und Reviktimisierung in gewalttätigen und missbräuchlichen Beziehungen. Oft nehmen sie die Welt als gefährlich und traumatisierend wahr und sehen sich selbst als beschämt, beschädigt und verantwortlich für den eigenen Missbrauch. Die Behandlung der komplexen PTBS und der DIS sind einander ähnlich hinsichtlich ihrer längeren Dauer sowie der multimodalen und relativ eklektischen Herangehensweise, die zur Bearbeitung der vielfältigen klinischen Probleme der Patient(inn)en notwendig ist (Chu, 1998; Courtois et al., 2009)[35].

Ein phasenorientiertes Behandlungsmodell für DIS wird im weiteren Textverlauf kurz dargestellt. Die Phasen der Behandlung beschreiben dabei den vorherrschenden Fokus der therapeutischen Arbeit an verschiedenen Punkten während des jeweiligen Behand-

34 Zu deutschsprachigen Veröffentlichungen zum Thema komplexe PTBS siehe u. a. Reddemann (2004b); Sachsse (2004) sowie Sack et al. (2013).

35 Siehe hierzu auch Wöller, Lampe & Matthess 2020.

lungsstadiums; insgesamt helfen sie der DIS-Patientin bei der Entwicklung von Sicherheit, Stabilität und einer besseren Anpassung an das alltägliche Leben. Die Arbeit mit traumatischen Erfahrungen ist sorgfältig dosiert und im Tempo austariert. So kann sich die Behandlung z.B. in der Stabilisierungsphase bisweilen mit traumatischen Erinnerungen befassen – allerdings mit einer distanzierten und kognitiven Sichtweise. Ebenso sind in der mittleren Phase der Behandlung Stabilisierung und Symptommanagement oft noch notwendig, um zu vermeiden, dass die Patientin von der Arbeit mit traumatischen Erinnerungen überwältigt wird. Rehabilitation und eine verbesserte Lebensanpassung hingegen sind Bestandteile jeder Art von psychotherapeutischer Behandlung; entsprechend sollte darauf das Augenmerk in jeder Phase der DIS-Behandlung gelegt werden.

Phasenorientierter Behandlungsansatz

1. Sicherheit, Stabilisierung und Reduktion der Symptome
2. Konfrontation, Durcharbeiten und Integration von traumatischen Erinnerungen
3. Integration der Identität und Rehabilitation

Phase 1: Herstellung von Sicherheit, Stabilisierung und Symptomreduktion

Die erste Behandlungsphase sollte davon bestimmt sein, eine tragfähige therapeutische Allianz herzustellen, die Patientin über die Diagnose und Symptome aufzuklären und den Behandlungsverlauf zu erläutern. Die Ziele der ersten Phase sind u.a. das Aufrechterhalten der persönlichen Sicherheit, Kontrolle der eigenen Symptome, Affektmodulation, Aufbau von Stresstoleranz, Verbesserung des grundlegenden Funktionierens sowie Aufbau und Verbesserung der Fähigkeit, Beziehungen zu anderen einzugehen. Es ist absolut entscheidend, einen sicheren Behandlungsrahmen in Zusammenhang mit einem Halt gebenden Umfeld zu etablieren und beizubehalten, um eine stabile Therapie mit größtmöglichen Erfolgschancen zu gewährleisten.

Sicherheitsfragen und der Umgang mit Symptomen

Fragen zur Sicherheit und dem Umgang mit Symptomen sollten auf umfassende und direkte Art angesprochen werden. Andere Behandlungsfragen müssen eventuell hintangestellt werden, bis Sicherheit gewährleistet ist. Interventionen sollten folgende Themen beinhalten:

1. Aufklärung über die Notwendigkeit von Sicherheit für eine erfolgreiche Therapie;
2. die Untersuchung der Funktion von nicht sicherem und/oder risikoreichem, dranghaftem Verhalten;
3. die Entwicklung von positiven und konstruktiven Verhaltensweisen, um sicher zu bleiben;
4. die Identifikation von Persönlichkeitszuständen, die sich gefährlich verhalten und/oder nicht sicheres Verhalten steuern;
5. die Entwicklung von Vereinbarungen zwischen Persönlichkeitszuständen, um der Patientin zu helfen, Sicherheit zu gewährleisten;
6. der Gebrauch von Strategien, um mit Symptomen wie Reorientierungsmethoden, Krisenplanung, Selbsthypnose und/oder -medikation umzugehen und somit Alternativen zu gefährlichem Verhalten zur Verfügung zu stellen;
7. der Umgang mit Süchten und/oder Essstörungen, was eine Empfehlung an zusätzliche, spezialisierte Behandlungsprogramme beinhalten kann;
8. das Miteinbeziehen der jeweilig zuständigen Behörden, wenn der Verdacht besteht, dass der Patient sich Kindern, schwächeren Erwachsenen oder anderen gegenüber gewalttätig oder missbräuchlich verhalten könnte;
9. der Patientin die entsprechenden Hilfsmittel zur Verfügung zu stellen, mit denen er sich selbst vor häuslicher Gewalt schützen kann und
10. das Bestehen darauf, dass sich die Patientin bzw. der Patient einer geschlossenen Behandlung, wie z. B. einer stationären Aufnahme, unterzieht, wenn die eigene oder die Sicherheit anderer gefährdet ist (Brand, 2002).

Suizidales und/oder selbstverletzendes Verhalten kommt bei DIS-Patient(inn)en auffällig häufig vor; laut Studienlage berichteten 67 % der Patient(inn)en mit dissoziativen Störungen von wiederholten Suizidversuchen und 42 % von vorherigem selbstverletzendem Verhalten (Foote et al., 2008; Putnam et al., 1986; Ross & Norton, 1989a). Zusätzlich haben 30 bis 70 % der DIS-Population eine diagnostizierte Borderline-Persönlichkeitsstörung (Boon & Draijer, 1993; Dell, 1998; Ellason et al., 1996; Horevitz & Braun, 1984; Korzewa et al., 2009; Ross, Anderson, Fleisher & Norton, 1991; Şar et al., 2003). 60 bis 70 % der Patient(innen) mit Borderline-Persönlichkeitsstörung begehen Suizidversuche (Gunderson, 2001). Gleichwohl sind viele Experten der Meinung, dass eine dekompensierte posttraumatische und dissoziative Symptomatik für eine generelle Instabilität verantwortlich ist und zu einer hohen Rate von Borderline-Diagnosen führt und dass nur wenige dieser Patient(inn)en die vollständigen Kriterien einer Borderline-Persönlichkeitsstörung erfüllen, nachdem sie stabilisiert sind (Brand, Armstrong et al., 2010; Loewenstein, 2007; Ross, 1997). Aktuelle Studien zeigen zudem, dass Kindesmisshandlungen im Allgemeinen (Arnow, 2004) und insbesondere sexueller Missbrauch im Kindesalter (Van der Kolk et al., 1991) mit einem erhöhten Risiko für suizidales und parasuizidales Verhalten einhergehen.

DIS-Patient(inn)en zeigen normalerweise eine Geschichte von frühem Missbrauch oder der Missachtung der eigenen Sicherheit durch andere. Sie neigen dazu, das erlebte Verhalten zu reinszenieren und überwältigende Affekte, wie z. B. Aggressionen, Scham, Angst und Schrecken, durch selbstverletzendes und selbstzerstörendes Verhalten abzureagieren – oftmals in Identifikation mit dem Aggressor. Folglich ist es ein wichtiger Eckpfeiler der Therapie, den Patient(inn)en zu helfen, Verhaltensweisen, die für sie selbst oder andere (vor allem minderjährige Kinder) gefährlich werden könnten oder mit denen sie Gefahr laufen, wieder zum Opfer zu werden, so weit wie möglich zu verringern. Dazu gehören suizidales oder parasuizidales Verhalten, Alkohol- oder Drogenmissbrauch, die Verwicklung in gewalttätige oder ausbeutende Beziehungen, Essstörungen, Gewalt oder Aggression und risikoreiches Verhalten.

Wenn die unzähligen Sicherheitsprobleme von DIS-Patient(inn)en unbeachtet bleiben, wird in der Behandlung wenig erreicht werden. Sicherheitsprobleme zeigen sich häufig durch offene oder verdeckte Verhaltensweisen, die am besten als selbstregulierende oder gar selbsttröstende Strategien verstanden werden können, die mit der Trauma- oder Vernachlässigungsgeschichte der Patientin oder ihren Versuchen, damit fertig zu werden, in logischer Verbindung stehen.

Entsprechend sollten sie in der Therapie als erlernter Weg gewürdigt werden, um mit starken seelischen Schmerzen umzugehen. Es empfiehlt sich, sie als (früher notwendige, jetzt dysfunktionale) Anpassungsleistungen, die sinnvollerweise verändert werden sollten, zu behandeln und nicht als »schlechtes« Verhalten aufzufassen, das es zu unterlassen gilt. Dennoch muss der Therapeut diese Verhaltensweisen als aktuell nicht hilfreich benennen und darauf bestehen, dass der Patient sich mit einer wertschätzenden und »nicht missbrauchenden Haltung« sich selbst und anderen gegenüber identifiziert (Loewenstein, 1993).

Für gewöhnlich entwickelt der Therapeut – um dem Bereich Sicherheit und sicherer Umgang mit sich selbst Nachdruck zu verleihen – eine Sicherheitsvereinbarung mit dem System von Persönlichkeitszuständen des Patienten, um eine Struktur zu schaffen, die es dem Patienten ermöglicht, gefährliches Verhalten zu reduzieren. Diese Vereinbarung ist weder aus klinischer noch aus medizinisch-rechtlicher Perspektive ein Ersatz für die therapeutische Einschätzung der Patientensicherheit. Sicherheitsvereinbarungen und -absprachen müssen im vollständigen Kontext der klinischen Situation des Patienten betrachtet und sollten regelmäßig gemeinsam mit dem Patienten überprüft werden. Dem Therapeuten sollte bewusst sein, dass es keine Sprache ohne »Hintertürchen« gibt. Er sollte darauf bestehen, dass der Patient sich an den Geist/Sinn der Abmachung hält, und muss die »Ablaufdaten« beachten, die Teil mancher Sicherheitsvereinbarungen sind. Außerdem sollte der Therapeut sich nicht damit belasten, mit jedem Persönlichkeitszustand einzeln eine Abmachung zu treffen. Stattdessen sollten Strategien entwickelt werden (z.B. »talking through« = über Anteile in das System sprechen), um sicherzugehen, dass alle Persönlichkeitszustände anerkennen, dass sie an die Vereinbarung gebunden sind. Der Therapeut sollte immer auf restriktiveren Behandlungsmethoden bestehen, wenn der Patient nach seiner klinischen Einschätzung gefährdet ist.

Sicherheitsvereinbarungen können am besten als aufschiebende oder zeitgewinnende Strategien betrachtet werden, die im weiteren Verlauf dem Patienten helfen, 1. seine Ambivalenz hinsichtlich Sicherheit zu verstehen und zu erkennen, dass er die Kontrolle über seine eigene psychophysische Sicherheit hat, sowie 2. seine Anstrengungen auf einen schützenden Umgang mit sich selbst zu richten. Häufig enthüllt die Diskussion über die Kontrolle von gefährlichem Verhalten auch eine Reihe wichtiger Informationen über das Persönlichkeitssystem, die persönliche Geschichte, das Übertragungsgeschehen (vor allem das traumatische Übertragungsgeschehen) sowie über vorherrschende Ideen und Überzeugungen des Patienten, die sein Verhalten formen.

Der Umgang mit und die Kontrolle von posttraumatischen Symptomen haben ebenfalls Priorität in Phase 1 der Behandlung. Wenn der Patient z.B. einen spontanen Flashback oder eine Episode intrusiven Erinnerns erlebt, hilft der Therapeut, Skills (Fertigkeiten) zu erlernen, die die Intensität dieses Erlebens mindern. In dieser Behandlungsphase würde der Therapeut den Patienten eher dabei unterstützen, Kontrolle über posttraumatische und dissoziative Symptome zu erlangen und die psychophysische Erregung zu reduzieren, anstatt traumatisches Material weiter zu erforschen.

Bei der Behandlung von DIS stellt das Skills-Training häufig einen wichtigen Bestandteil der Behandlungsphase zur Herstellung von Sicherheit und zur Stabilisierung des Patienten dar. Diese Interventionen befassen sich mit mentalen Prozessen und Defiziten, die die Sicherheit untergraben; sie beinhalten die Verbesserung von emotionaler Wahrnehmung und Emotionsregulation, die Reduktion der Phobie vor Affekten, den Aufbau von Stresstoleranz und die Verbesserung der Beziehungsgestaltung. In der Literatur sind verschiedene Programme für das Skills-Training beschrieben worden, u.a. Systems Training for Emotional Predictability and Problem Solving (Blum et al., 2002), Trauma Adaptive Recovery Group Education and Therapy (Ford & Russo, 2006), Acceptance and Commitment Therapy (Follette & Pistorello, 2007) und Seeking Safety (Najavits, 2001)[36]. Die erfolgreiche Behandlung von Borderline-Persönlichkeitsstörung (Salsman & Linehan, 2006) und komplexem Trauma (Wagner et al., 2007) durch die dialektisch-behaviorale Verhaltenstherapie (Dialectical Behavior Therapy, DBT; Linehan, 1993a, 1993b) ist empirisch sehr gut belegt. Eine Adaption von DBT für Phase 1 in der Behandlung von DIS wird aktuell in verschiedenen Ländern entwickelt (z.B. Van Orden, Schultz & Foote, 2009; Somer et al., 2010). Unter anderem wurden Elemente der DBT in das erste Trainingsmanual, das speziell für dissoziative Störungen entwickelt wurde, einbezogen (Boon et al., 2010)[37].

Die Arbeit mit Persönlichkeitszuständen

Grundsätzlich erweist es sich als hilfreich für Therapeut(inn)en, die mit DIS-Patient(inn)en arbeiten, die therapeutische Aufmerksamkeit auf ein *System* von Persönlichkeitszuständen (d.h. ein organisiertes, subjektiv logisches, regelgebundenes System von miteinander und/oder gegensätzlich interagierenden Anteilen) zu richten, anstatt sich nur auf einzelne Persönlichkeitszustände zu konzentrieren.

In der Auseinandersetzung mit der Beschaffenheit ihrer Störung und ihrem inneren System müssen Patient(inn)en damit beginnen, diejenigen Persönlichkeitszustände, die in ihrem jetzigen Leben eine aktive Rolle spielen, zu verstehen, zu akzeptieren und Einfluss auf sie zu nehmen. Die Verantwortung des Patienten für das Verhalten aller Persönlichkeitszustände (im sozialen Umfeld, in der Therapie und im Inneren) wird normalerweise zu einem frühen Zeitpunkt in der Therapie diskutiert. Strategien, die zur besseren internen Kommunikation beitragen, beinhalten Techniken, die die Diskussion zwischen Persönlichkeitszuständen fördern, die Bedeu-

36 Deutsche Übersetzung siehe Schäfer et al. (2009).
37 Deutsche Übersetzung siehe Boon et al. (2013).

tung aller Persönlichkeitszustände anerkennen sowie Vereinbarungen aller Persönlichkeitszustände hinsichtlich Sicherheit vor selbstverletzendem und/oder suizidalem Verhalten etablieren.

Die Entwicklung von interner Kooperation und geteilter Wahrnehmung der Persönlichkeitszustände ist ein wichtiger Teil von Phase 1, der in Phase 2 übergeht. Dieses Ziel wird erleichtert, wenn DIS-Patienten beständig dabei unterstützt werden, die adaptive Rolle und das Berechtigtsein aller Persönlichkeitszustände zu respektieren, Wege zu finden, um die Wünsche und Bedürfnisse aller Persönlichkeitszustände zu berücksichtigen, wenn sie Entscheidungen treffen oder Aktivitäten verfolgen, sowie die *interne* Unterstützung aller Persönlichkeitszustände zu fördern.

In einem frühen Stadium der Behandlung verleugnen manche Persönlichkeitszustände zurückliegende traumatische Erlebnisse und/oder die damit in Verbindung stehenden Affekte. Es ist ein wichtiger Bestandteil der Therapie, dass diese Anteile ihre verleugneten Erinnerungen und Gefühle allmählich akzeptieren und somit auch die Rolle und Bedeutsamkeit derjenigen Anteile anerkennen, die diese Erfahrungen in sich tragen. Der Therapeut kann diesen Prozess der Akzeptanz erleichtern, indem er den Persönlichkeitszuständen hilft, interne Vereinbarungen zu treffen, z. B.: »Wenn Sie in der Lage wären, einen Teil der Gefühle anzuerkennen und zu akzeptieren, die Ihr ›ärgerlicher Anteil‹ erlebt, dann könnte dieser Anteil vielleicht einwilligen, manche der zerstörerischen Handlungen, die Ihre Sicherheit gefährden, zu unterlassen.«

Der Therapeut muss akzeptieren, dass eine erfolgreiche Behandlung von DIS fast immer die therapeutische Interaktion und Kommunikation mit den bestehenden Persönlichkeitszuständen erforderlich macht. Diese zu ignorieren oder sie »wieder hineinzuschicken«, ist schlichtweg kontratherapeutisch. Am Anfang der Therapie müssen Therapeut und Patient sichere und kontrollierte Wege etablieren, um mit den Persönlichkeitszuständen zu arbeiten, die schließlich zu Ko-Wahrnehmung, Ko-Akzeptanz oder besserer Integration führen werden. Um mit Persönlichkeitszuständen zu arbeiten, können diese direkt oder indirekt angesprochen werden. Eine direkte

Ansprache von Persönlichkeitszuständen könnte z. B. folgendermaßen lauten: »Ich muss mit derjenigen/demjenigen sprechen, der/die gestern Nacht nach … gefahren ist und ungeschützten Sex hatte.«

Allerdings entwickeln erfahrene Therapeut(inn)en häufig ein Repertoire an Fertigkeiten, um Persönlichkeitszustände eher indirekt anzusprechen. Beispielsweise kann der Patient angewiesen werden, »nach innen zu lauschen«, um zu hören, was die anderen Persönlichkeitszustände zu sagen haben. Oder man kann vorschlagen, dass die Persönlichkeitszustände sich intern unterhalten, um Informationen auszutauschen oder wichtige Fragen zu diskutieren. Der Therapeut kann darauf bestehen, dass »alle Anteile, die es wissen müssen, jetzt zuhören«, wenn wichtige Dinge diskutiert werden, oder er kann »durch« oder »über« Persönlichkeitszustände sprechen, um mit denjenigen zu kommunizieren, die für die aktuellen klinischen Fragen wichtig sind.

Weiterführende Diskussionen über die Behandlungsstrategien, um Persönlichkeitszustände anzusprechen und mit ihnen zu arbeiten, finden sich in der Literatur bei Putnam (1989), Ross (1997), R. P. Kluft (2001, 2006), R. P. Kluft & Fine (1993) und Van der Hart et al. (2006)[38].

Das Denken von DIS-Patient(inn)en ist durch Trancelogik charakterisiert. Beispielsweise können manche Persönlichkeitszustände darauf bestehen, dass sie nicht denselben Körper bewohnen wie die anderen, sodass Suizid oder Selbstverletzung auf sie keine Auswirkung habe – und schlimmstenfalls sogar behaupten, dass sie dazu bestimmt seien, die »anderen« zu töten. Aus diesem Streitpunkt können ernsthafte Sicherheitsprobleme entstehen, und es ist wichtig, diese extreme Form dissoziativen Leugnens (auch »wahnhafte Separiertheit« genannt) direkt zu hinterfragen. In manchen Fällen kann das Auflösen dieses wahnhaften Getrenntheitserlebens aber viele Sitzungen in Anspruch nehmen, da diese Überzeugung mögli-

38 Siehe auch Huber (2011), sowie das sehr praxisnahe Buch: Steele et al. (2017). Die Behandlung traumabasierter Dissoziation. *Eine praxisorientierte, integrative Vorgehensweise*. Probst.

cherweise sehr schmerzhafte und hartnäckige Kognitionen, Affekte, Konflikte und Erinnerungen abwehrt.

Manche Autoren haben vorgeschlagen, dass es hilfreich sein kann, eine jeweils aktuelle »innere Landkarte« oder einen »Plan« der derzeitigen Wahrnehmung des Patienten von seinem eigenen System von Persönlichkeitszuständen aufzustellen (R.P. Kluft, 1993a; Putnam, 1989; Ross, 1997). Wenn man diese Methode anwendet, sollte der Therapeut allerdings *nicht* versuchen, Persönlichkeitszustände einzig und allein zum Zweck der »Kartierung« hervorzulocken und zu identifizieren. Es kann eine potenziell destabilisierende und kontratherapeutische Wirkung haben, Patient(inn)en dazu aufzufordern, Persönlichkeitszustände preiszugeben, bevor sie psychologisch darauf vorbereitet sind.

Im Allgemeinen sollte die Arbeit mit den Persönlichkeitszuständen dann stattfinden, wenn sie naturgegeben im Zusammenhang mit aktuellen klinischen Fragen erscheinen. Wenn andererseits die Sicherheit von Leib und Leben bedroht erscheint oder es zu einem wiederholten Ausagieren des Patienten kommt und/oder die Therapiesituation in eine Sackgasse gerät, kann es sehr wichtig sein, Persönlichkeitszustände, die mit diesen Schwierigkeiten zu tun haben, direkt herauszulocken oder zu kontaktieren, egal ob sie vorher bekannt waren oder nicht.

Vertrauen und das therapeutische Bündnis

Der Therapeut sollte die Probleme, die DIS-Patient(inn)en mit der Etablierung und Erhaltung eines therapeutischen Bündnisses haben, nie unterschätzen. Patient(inn)en mit einer langen Geschichte traumatischer Erlebnisse in der Kindheit, die mit Erfahrungen von Misshandlung und/oder Vernachlässigung durch Familienmitglieder, Betreuer oder andere Autoritätspersonen zusammenhängen, haben oft enorme Probleme, Vertrauen aufzubauen. Dieses Misstrauen zeigt sich immer wieder in der therapeutischen Beziehung und kann in komplexen und wechselnden Übertragungsmustern zum Vorschein kommen (Brown et al., 1998; Davies & Frawley, 1994; R.P. Kluft, 1994; Loewenstein, 1993; Pearlman & Saakvitne, 1995).

Diese Reaktionsbereitschaft auf »traumatische Übertragungen« kann sich sowohl offen als auch versteckt ausdrücken (z. B. scheint ein Persönlichkeitszustand dem Therapeuten zu vertrauen, während sich andere Anteile verletzlich fühlen und misstrauisch sind und die Therapie zu sabotieren versuchen). Schließlich sind Patient(inn)en mit einer Geschichte von Kindesmissbrauch – vor allem bei Inzest – besonders der Gefahr ausgesetzt, von Autoritätspersonen, einschließlich Fachkräften aus dem Gesundheitsbereich, sexuell ausgebeutet zu werden (R. P. Kluft, 1990). DIS-Patient(inn)en, die von Therapeuten missbraucht wurden, benötigen normalerweise noch länger, um ein Gefühl von Sicherheit oder zumindest einen Ansatz von Vertrauen in der Behandlung zu entwickeln.

Eine effektive Behandlung der DIS erfordert einen Therapeuten bzw. eine Therapeutin, der/die sich sowohl während der Behandlungsprozesse als auch in den Behandlungsinteraktionen aktiv einbringt. Sitzungen sollten so strukturiert werden, dass darin fortlaufend Informationen über die Dissoziative Identitätsstörung, über Traumafolgestörungen und über Traumatherapie vermittelt werden. Außerdem sollten Unsicherheiten, die während der Behandlung auftreten können, und Übertragungsphänomene (vor allem negativer Art) antizipiert und offen diskutiert werden.

Der stufenweise Aufbau eines tragfähigen therapeutischen Bündnisses mit dem DIS-Patienten wird dadurch gefördert, dass der Therapeut den Patienten beständig darin unterstützt, therapeutische Prozesse voranzubringen, Fertigkeiten im Umgang mit Symptomen und Krisen zu erwerben, die traumatische Vergangenheit von der Gegenwart zu trennen und traumaassoziierte kognitive Verzerrungen zu verändern.

DIS-Patient(inn)en zeigen sehr große Unterschiede hinsichtlich ihrer Persönlichkeitsstärke, ihrer Therapiemotivation, ihrer sozialen Unterstützung, äußeren Belastungen, wirtschaftlichen Voraussetzungen und anderen Faktoren, die ihre Fähigkeit, sich auf eine anspruchsvolle, veränderungsorientierte Behandlung einzulassen, beeinflussen. Deshalb können sich manche Patient(inn)en für lange Zeit in Phase 1 befinden – einige sogar für die gesamte Dauer der Therapie. Diese Patient(inn)en können eventuell Verbesserungen ihrer basalen Sicherheit und ihrer Alltagsstabilität erreichen, aber niemals eine ausführliche, emotional intensive und detaillierte Erforschung ihrer Traumageschichte durchführen. Bei Patient(inn)en mit niedrigem Funktionsniveau sollte der Schwerpunkt der Behandlung auf Stabilisierung, Krisenmanagement und Symptomreduktion (nicht auf dem Verarbeiten von traumatischen Erinnerungen und der Fusion von Persönlichkeitszuständen) liegen. Die Entscheidung, den Fokus auf den Zielen von Stabilisierung und Symptomreduktion der Phase 1 zu belassen, kann auf verschiedenen Faktoren beruhen. Dazu gehören u.a. schwere Bindungsprobleme, geringe Persönlichkeitsstärke und Verarbeitungsfähigkeit, anhaltender Täterkontakt, schwere DSM-IV-TR-Achse-II-Pathologie, erhebliche medizinische Probleme, fortgeschrittenes Alter, laufender Drogenmissbrauch und andere Süchte (vgl. Boon, 1997; R.P. Kluft, 1997; R.P. Kluft & Loewenstein, 2007).

Phase 2: Konfrontation, Durcharbeiten und Integration traumatischer Erinnerungen

In dieser Phase wendet sich der Fokus der Arbeit den traumatischen Erlebnissen des DIS-Patienten bzw. der DIS-Patientin zu. Effektive Arbeit in dieser Phase beinhaltet das Erinnern, Tolerieren, Verarbeiten und Integrieren von überwältigenden Situationen aus der Vergangenheit. Teil dieser Arbeit ist der Prozess der Abreaktion, also das Ausleben starker Emotionen im Zusammenhang mit einer Erfahrung oder Wahrnehmung (normalerweise ein Erlebnis aus der Vergangenheit oder dessen Wahrnehmung). Hierzu besteht bereits ein historisch lange zurückreichendes und solides medizinisches Wissen. Die klinische Erfahrung hat gezeigt, dass Abreaktionen – sowohl spontan als auch vom Therapeuten hervorgerufen – vielen Patient(inn)en zu bedeutender Symptomreduktion und zu allgemeiner Verbesserung des gesundheitlichen Zustands verholfen haben. Optimalerweise kann die Arbeit mit traumatischen Erinnerungen sorgfältig geplant und strukturiert werden.

Patient und Therapeut sollten sich einigen, welche Erinnerungen im Fokus stehen, auf welchem Intensitätslevel diese verarbeitet und welche Interventionen (d.h. Konfrontation, geplante Abreaktionen) eingesetzt werden und welche Persönlichkeitszustände daran teilnehmen sollen. Sie sollten jedoch auch eine Vereinbarung treffen, welche Schritte zur Einhaltung von psychischer und physischer Sicherheit während der Arbeit eingeleitet und welche Maßnahmen zur Zurückhaltung von traumatischen Erinnerungen eingeleitet werden sollen, falls die Arbeit zu intensiv wird.

Bei der Anwendung von Planungs-, Explorations- und Steuerungsstrategien benötigen Patient(inn)en die Hilfe des Therapeuten (vgl. Fine, 1991; R.P. Kluft, 2001; R.P. Kluft & Loewenstein, 2007; Van der Hart et al., 2006), um ein Gefühl von Kontrolle über das Auftauchen von traumatischem Material zu entwickeln[39]. Spezifische Interventionen für Patient(inn)en, die sich in Phase 2 der Behandlung befinden, beinhalten die Arbeit mit Persönlichkeitszuständen, die sich selbst als diejenigen erleben, die die traumatischen Erinnerungen in sich tragen. Diese Interventionen helfen dem Patienten, sein Spektrum für Emotionen über verschiedene Persönlichkeitszustände auszuweiten, und unterstützen den ganzen Patienten dabei, traumassoziierte Affekte (wie Scham, Entsetzen, Schrecken, Wut, Hilflosigkeit, Verwirrtheit, Ärger und Trauer) zu ertragen und nach und nach zu integrieren.

Therapeut(inn)en sollten den Patienten über das geplante Vorgehen in Phase 2 aufklären und ihm die Chancen der Traumaverarbeitung, aber auch die Gefahr der vorübergehenden Labilisierung vermitteln (R.P. Kluft & Loewenstein, 2007). Es kann hilfreich sein, Fragen zur grundlegenden psychobiologischen Natur von »wiedererlangten« (engl. recovered) Erinnerungen zu diskutieren sowie zum rekonstruktiven Aspekt autobiografischer Erinnerungen und anderes mehr (siehe dazu auch die Abschnitte über Aufklärung und Einwilligung sowie Validität der Erinnerungen an Kindesmissbrauch von Patient(inn)en).

39 Siehe auch Huber (2006) sowie Kluft (2013) und Steele, Boon et al. (2017).

In dieser Phase werden die verschiedenen Elemente einer traumatischen Erinnerung generell erforscht, wenn sie auftreten; es geht also nicht darum, sie zu redissoziieren oder rasch zu distanzieren – vorausgesetzt, dass genügend Zeit in der Sitzung bleibt und der Patient dies ohne schwerwiegende Labilisierung in seinem Alltag durchführen kann. Manchmal kann es allerdings am sichersten sein, den Patienten zu kontrollierter Amnesie zwischen den Sitzungen zu ermutigen. Mit der Zeit und häufig nach vielen Wiederholungen verändert sich das Material dieser Erinnerungen von traumatischer zu sogenannter narrativer Erinnerung. (Eine umfassende Abhandlung zum Thema Trauma und Erinnerung in der Therapie findet sich in Brown et al., 1998.) Modernes Herangehen an Abreaktion beinhaltet kognitive Veränderung und Kontrollempfinden parallel zu intensiver Abfuhr traumaassoziierter Emotionen und Spannungen. Emotionsabfuhr um ihrer selbst willen ist schlichtweg kontraindiziert, da dies retraumatisierend wirken kann. Ein wichtiger Wirkmechanismus der Veränderung ist das wiederholte Verarbeiten, In-Zusammenhang-Bringen und Integrieren von fragmentierten und dissoziierten Elementen traumatischer Erinnerungen in eine verständliche und zusammenhängende Schilderung (Van der Hart & Brown, 1992). Eine detaillierte Diskussion der Interventionen und Prozesse, die Inhalt des Durcharbeitens traumatischer Erinnerungen sind, sprengt den Rahmen dieser Empfehlung, jedoch gehören dazu ein kognitives Neu-in-Bezug-Setzen (engl. refraiming) der traumatischen Erlebnisse sowie die Aufgabe, irrationalen Schuld- und Schamgefühlen entgegenzuwirken, und zwar durch Anerkennung der Anpassungsleistung, die mit diesen Gefühlserfahrungen verbunden ist. Die Integration von traumatischen Erlebnissen bezieht sich auf das Zusammenführen von Aspekten des traumatischen Erlebnisses, die vorher voneinander dissoziiert waren: Erinnerungen und Sequenzen der Ereignisse, die damit zusammenhängenden Affekte und die physiologische und somatische Repräsentation des Erlebnisses. Integration bedeutet auch, dass der Patient ein erwachsenes kognitives Bewusstsein und Verständnis seiner eigenen Rolle und der anderer Beteiligter während des Erlebnisses entwickelt (Braun, 1988; Brown et al.,

1998; Chu, 1998). Die Arbeit mit Verlust, Schmerz und Trauer kann in dieser Phase überwiegen, während der Patient die vielen Verluste und ungestillten Sehnsüchte, die durch die traumatische Vergangenheit verursacht wurden, realisiert (manche dieser Verluste können bis in die Gegenwart hineinwirken).

Der Arbeitsprozess in Phase 2 ermöglicht es dem Patienten, zu erkennen, dass die traumatischen Erlebnisse Teil seiner Vergangenheit sind; er kann ihren Einfluss auf sein Leben verstehen und eine vollständigere und zusammenhängende Version der eigenen Geschichte und ein kohärenteres Selbstgefühl entwickeln. Zusätzlich bietet dies dem Patienten die Gelegenheit, sich an die traumatischen Erlebnisse über die verschiedenen Persönlichkeitszustände hinweg zu erinnern, vor allem an solche, die vorher amnestisch oder ohne emotionale Reaktion waren.

Manche Autoren haben den Ausdruck »Synthese« für diesen Prozess verwendet (Van der Hart et al., 1993; Van der Hart et al., 2006). Als Grundstufe der Integration betrachtet, kann Synthese als ein kontrollierter und fortschreitender therapeutischer Prozess beschrieben werden, der denjenigen Persönlichkeitszuständen, die Träger der traumatischen Erinnerung sind, hilft, sich anderen Anteilen, die sich dieses Materials nicht bewusst sind oder es nicht als Teil ihrer eigenen autobiografischen Erinnerung ansehen, mitzuteilen. Eine erfolgreiche Synthese bedarf eines anschließenden Prozesses der »Realisation« und »Personifikation«, d. h. die Entwicklung eines vollständigen Bewusstseins darüber, dass man das Trauma wirklich erlebt hat, sich dieses Trauma nun aber definitiv in der Vergangenheit befindet (Van der Hart et al., 2006). So weist der Patient dem Ereignis einen Platz in der eigenen Autobiografie zu. Manchmal ist es der Realisierungsprozess, den der Patient am meisten fürchtet, was zur Vermeidung der Synthese der traumatischen Erinnerungen um jeden Preis führt.

Auch während dieser Behandlungsstufe sollte nicht zugelassen werden, dass jede Sitzung von intensiver Traumaarbeit bestimmt wird. Patient(inn)en können retraumatisiert und/oder destabilisiert werden, wenn ihnen während der Behandlung nicht genügend Zeit eingeräumt wird, um die Auswirkungen der traumatischen Erinnerung ausreichend zu verarbeiten, oder wenn versäumt wird, ihnen ausreichend Zeit zu gewähren, um innezuhalten, sich zu sammeln und sich auf das tägliche Leben und Funktionieren zu konzentrieren. Trotz sorgfältiger Planung kann es dazu kommen, dass eine Destabilisierung die Rückkehr zu Fragen aus Phase 1 wie Sicherheit, Stabilisierung und Symptommanagement erforderlich macht. Der Therapeut muss eventuell auf Widerstand und/oder Widerwillen unter den Persönlichkeitszuständen eingehen, um traumatische Erinnerungen zu integrieren. Traumaassoziierte kognitive Verzerrungen und/oder Übertragungsprozesse können die Arbeit in Phase 2 stören und systematische Aufmerksamkeit benötigen. Es kann notwendig werden, das Tempo zu verlangsamen oder den Fokus von den traumatischen Erinnerungen zu nehmen, wenn der Patient während der Arbeit in Phase 2 eine ablehnende Haltung beibehält, ständig »neue« Erinnerungen hervorbringt, anstatt sich auf die Synthese von schon vorliegendem Material zu konzentrieren, und/oder immer wieder destabilisiert.

Wenn die traumatischen Erinnerungen integriert sind, können sich die Persönlichkeitszustände als zunehmend weniger getrennt wahrnehmen. Spontane und/oder herbeigeführte Fusionen zwischen den Anteilen können vorkommen. Herbeigeführte Fusionen beinhalten häufig »Fusionsrituale«. Diese therapeutischen Zeremonien gehen oftmals mit Imagination oder Hypnose einher. Sie »… werden von manchen Patienten als entscheidende Übergangsrituale von der subjektiven Perspektive der Getrenntheit in die subjektive Perspektive der Einheitlichkeit wahrgenommen« (R. P. Kluft, 1986a, zitiert in R. P. Kluft, 1993a, S. 119). Die Erfahrung des Patienten ist, dass sich verschiedene Persönlichkeitszustände zusammentun mit der bildlichen Vorstellung, sich zu verbinden oder eins zu werden. »[Diese Rituale] formalisieren nur die subjektive Erfahrung der therapeutischen Arbeit, die bereits verrichtet wurde« (R. P. Kluft, 1993a, S. 120).

Fusionsrituale sind dann nützlich, wenn als Ergebnis der therapeutischen Arbeit die Getrenntheit für die intrapsychische und äußerliche Anpassung des Patienten keine sinnvolle Funktion mehr erfüllt. Wenn der Patient nicht mehr auf narzisstische Art an der Beibehaltung der spezifischen Trennung festhält, ist Fusion zu diesem Zeitpunkt möglich. Trotzdem sollte der Therapeut nicht auf Fusion drängen, bevor der Patient klinisch dafür bereit ist. Verfrühte Versuche der Fusion können erheblichen Leidensdruck verursachen oder nur auf einem oberflächlichen Einverständnis beruhen, wobei die beteiligten Persönlichkeitszustände versuchen, dem Therapeuten zu gefallen, und nur scheinbar verschwinden. Verfrühte Fusionsversuche können auch stattfinden, wenn Therapeut und Patient im stillen Einverständnis besonders schwieriges Material vermeiden.

Der Arbeitsprozess in Phase 2 ermöglicht es dem Patienten, zu erkennen, dass die traumatischen Erlebnisse Teil seiner Vergangenheit sind; er kann ihren Einfluss auf sein Leben verstehen und eine vollständigere und zusammenhängende Version der eigenen Geschichte und ein kohärenteres Selbstgefühl entwickeln.

Phase 3: Integration und Rehabilitation

In Phase 3 der Behandlung ergeben sich weitere Verbesserungen der internen Kooperation, des koordinierten Funktionierens und der Integration des Patienten bzw. der Patientin. Normalerweise entwickelt er/sie ab jetzt ein solideres und stabileres Selbstgefühl und eine bessere Beziehung zu sich selbst, zu anderen und zur Außenwelt. In dieser Phase können DIS-Patient(inn)en weiterhin fortfahren, Persönlichkeitszustände zu fusionieren und ihr Funktionieren verbessern. Eventuell müssen sie auch ihre Traumageschichte aus einer vereinigteren Perspektive erneut betrachten. Wenn Patient(inn)en weniger fragmentiert sind, entwickeln sie normalerweise mehr Ruhe, Widerstandskraft und inneren Frieden. Sie können sich auch das Gefühl eines einheitlicheren Sinnzusammenhanges hinsichtlich ihrer zurückliegenden Lebensgeschichte erarbeiten und effektiver mit aktuellen Problemen umgehen. Sie können damit beginnen, sich weniger auf frühere Traumata zu konzentrieren, sondern ihre Energie auf ein besseres Leben in der Gegenwart sowie die Entwicklung einer neuen Zukunftsperspektive richten. Ein höherer Grad an Integration kann Patient(inn)en vermehrt dazu befähigen, traumatische Erinnerungen zu überprüfen und die Entscheidung zu treffen, dass manche Erinnerungen eine eher symbolische Bedeutung hatten, d. h., sie erschienen zu einem bestimmten Zeitpunkt »real«, sind aber nicht wirklich passiert.

Viele Aufgaben in Phase 3 der Behandlung sind denen von nichttraumatisierten Patient(inn)en mit höherem Funktionsniveau, die emotionale, soziale oder berufsbedingte Probleme haben, ähnlich. Zusätzlich kann es sein, dass integriertere DIS-Patient(inn)en ein spezielles Training benötigen, um Alltagsprobleme in nichtdissoziativer Weise zu bewältigen. Ebenso kommt es vor, dass Patient(inn)en Hilfe dabei benötigen, alltäglichen Stress, »durchschnittliche« und übliche Emotionen und Alltagsenttäuschungen als normalen Teil des menschlichen Erlebens zu betrachten. Letztendlich erleben viele Patient(inn)en diese Behandlungsphase als eine Zeit, in der sie zunehmend ihr vollständiges persönliches und zwischenmenschliches Potenzial erkennen.

KAPITEL 4

Expertenempfehlung für die Behandlung der Dissoziativen Identitätsstörung (DIS) bei Erwachsenen

Behandlungsmodalitäten

Ambulanter Behandlungsrahmen

Das wichtigste Element in der DIS-Behandlung ist die ambulante Psychotherapie. Die Art und Weise, die Frequenz der Therapiesitzungen sowie die Dauer der Behandlung sind von einer ganzen Reihe von Variablen abhängig. Dies können sowohl Eigenschaften der Patientin, Fertigkeiten und Vorlieben der Therapeutin als auch äußere Faktoren wie die Kostenübernahme durch Krankenkassen und die Verfügbarkeit erfahrener Therapeut(inn)en sein. Wie bereits in den vorherigen Kapiteln beschrieben, weisen DIS-Patient(inn)en eine große Bandbreite an Behandlungsmotivationen, Ressourcen und Komorbiditäten auf, die den Behandlungsverlauf beeinflussen können. Die DIS-Behandlung ist genau wie die Behandlung anderer komplexer posttraumatischer Störungen meistens eine am Einzelfall orientierte Langzeitbehandlung, die mehrere Jahre dauert.

Wichtige Faktoren, die Einfluss auf die gewählte Frequenz der Therapiesitzungen nehmen, sind die Behandlungsziele sowie das aktuelle psychosoziale Funktionsniveau und die Stabilität der Patientin. Es hat sich für die meisten DIS-Patient(inn)en als günstig erwiesen, mindestens einmal in der Woche eine psychotherapeutische Behandlung zu erhalten. Allerdings empfehlen viele Expert(inn)en für die Behandlung schwerer dissoziativer Störungen eine Frequenz von zwei bis sogar drei Sitzungen pro Woche, wenn die Möglichkeiten dies zulassen. Unterstützende Langzeitbehandlungen in Phase I werden normalerweise mit ein bis zwei Sitzungen pro Woche durchgeführt, je nachdem wie gut die Patient(inn)en mit ihren Symptomen umgehen können und wie gut sie in der Lage sind, den für eine ambulante Therapie notwendigen Stabilitätsgrad zu halten. Für die Häufigkeit der Therapiesitzungen während der Traumabearbeitung werden ebenfalls unterschiedliche Empfehlungen gegeben. Um eine ausreichende Intensität der Traumabearbeitung zu ermöglichen und um gleichzeitig auch Ereignisse im Alltagsleben der Patient(inn)en im Auge behalten zu können, werden bis zu drei Sitzungen in der Woche empfohlen, vor allem wenn die Ich-Funktionen stärker schwanken. Für Patient(inn)en mit gutem psychosozialem Leistungsniveau genügt auch in dieser Phase der Therapie häufig eine Sitzung pro Woche.

Unter gewissen Umständen kann es sinnvoll sein, für eine begrenzte Zeit häufigere Sitzungen (bis zu dreimal pro Woche) einzuplanen, um die aktuelle Leistungsfähigkeit zu erhalten, eine mögliche Symptomzunahme (z. B. selbstschädigendes und/oder anderes dysfunktionales Verhalten) zu begrenzen und eine stationäre Aufnahme zu vermeiden. Phasen mit erhöhter Frequenz zur Restabilisierung sollten vor allem deshalb kurz sein, da Regression und Abhängigkeit von der Therapeutin hierdurch begünstigt werden. Dennoch können manche Patient(inn)en u. U. innerhalb einer über mehrere Jahre hinweg durchgeführten, hochfrequenten und dabei stark strukturierten Psychotherapie darin unterstützt werden, dauerhafte Regressionen auf ein geringeres Ich-Funktionsniveau zu vermeiden. Auch bei Patient(inn)en, die gerade aus einer stationären Behandlung entlassen worden sind, kann es manchmal notwendig sein, eine Phase mit einer höheren Sitzungsfrequenz anzubieten, um die Patient(inn)en darin zu unterstützen, sich nach der hochfrequenten therapeutischen Arbeit und/oder dem höheren Grad an interpersonaler Unterstützung während der stationären Behandlung wieder in das Alltagsleben einzugewöhnen. Die Selbstverantwortung der Patient(inn)en auch für den Therapieprozess kann nicht häufig genug betont werden. Patient(inn)en werden motiviert und ggf. nachdrücklich darin bestärkt, einen angemessenen Grad an Unabhängigkeit aufrechtzuerhalten und die bestmöglichen Bewältigungsstrategien einzusetzen. Dabei orientieren sich die Therapeut(inn)en an dem höchsten Funktionsniveau, welches in der Vergangenheit bereits vorhanden war.

Während die meisten Therapeut(inn)en auch bei DIS-Patient(inn)en mit den üblichen 50-minütigen Sitzungen[40] arbeiten, finden manche Therapeut(inn)en verlängerte Sitzungen hilfreich. DIS-Klient(inn)en profitieren manchmal von 75- bis 90-minütigen Sitzungen oder von einer Doppelstunde und einer 50-minütigen Sitzung pro Woche. In besonderen klinischen Situationen werden manchmal auch nach vorheriger Absprache Doppelstunden eingeplant, während normalerweise mit kürzeren Terminen gearbeitet wird. Dies kann z.B. für eine vorausgeplante Traumabearbeitung sinnvoll sein.

Therapeut(inn)en sollten sich in allen klinischen Situationen bemühen, die Patient(inn)en darin zu bestärken, sich bis zum geplanten Ende der Sitzung in das »Hier und Jetzt« zu reorientieren und das Prozessieren von traumatischen Erinnerungen abzuschließen. Die Therapeutin kann die Patientin allerdings lediglich dabei unterstützen, sich in die Gegenwart zu reorientieren – die Reorientierungsfähigkeit der Patientin kontrollieren kann die Therapeutin hingegen nicht. Wenn es wiederholt Schwierigkeiten bereitet, die Patientin am Ende einer Sitzung in die aktuelle Realität zu reorientieren, ist es notwendig, dass die Therapeutin dieses Problem am Anfang der nächsten Sitzung anspricht, damit die auslösenden Faktoren verstanden und sinnvolle Interventionen geplant werden können (z.B. der Patientin einige Minuten vor Ende der Sitzung

40 Im amerikanischen Original werden als Sitzungsdauer 40 bis 45 Minuten angegeben. Diese Angabe wurde in der Übersetzung durch die für den deutschsprachigen Raum übliche Sitzungsdauer von 50 Minuten ersetzt.

Bescheid geben, um den Prozess der Reorientierung und die Beendigung der Therapiesitzung einzuleiten).

In Bezug auf sehr lange Sitzungen (die z. B. länger als 90 Minuten dauern) bestehen unterschiedliche Meinungen. Einige erfahrene Therapeut(inn)en bezweifeln, dass solche Sitzungen überhaupt notwendig und sinnvoll sind, während andere diese für bestimmte Zwecke als sinnvoll erachten. Wenn sehr lange Sitzungen einbezogen werden, sollten diese immer geplant stattfinden, strukturiert sein und einen speziellen Fokus besitzen, wie z. B. das Prozessieren von komplexen traumatischen Erinnerungen oder Bildern oder die Durchführung einer umfangreichen diagnostischen Untersuchung. Sie können u. U. auch dann angezeigt sein, wenn die Patientin beispielsweise aufgrund langer Anfahrtswege gezwungen ist, nur in großen bzw. unregelmäßigen Abständen zur Therapie zu kommen, dann jedoch intensiv arbeiten möchte und kann.

Verfahren, Methoden und Techniken in der Behandlung von DIS

Die im Zusammenhang mit der DIS-Behandlung am häufigsten beschriebene Therapieausrichtung ist eine tiefenpsychologisch fundierte Einzeltherapie, die häufig eklektisch durch andere Behandlungstechniken ergänzt wird (Putnam & Loewenstein, 1993). So können beispielsweise kognitive Techniken modifiziert werden, um die Klient(inn)en darin zu unterstützen, dysfunktionale traumabedingte Annahmen zu explorieren und zu verändern oder Belastungssituationen oder impulsive Verhaltensweisen zu bewältigen (z. B. Stressbewältigungstechniken, Dialektisch-Behaviorale Therapie [DBT]; Linehan, 1993a, 1993b). Viele Therapeut(inn)en arbeiten in der DIS-Therapie auch mit hypnotherapeutischen Interventionen (Putnam & Loewenstein, 1993, s. u.).

Die häufigsten Einsatzgebiete hierfür sind das Beruhigen, Trösten, Containment und die Ich-Stärkung. Als Ergänzung zur Einzeltherapie profitieren die Patient(inn)en z. T. von speziellen Interventionen wie Familien- oder Gestaltungstherapie, expressiver Therapie, Eye Movement Desensitization and Reprocessing (EMDR; Shapiro, 2001), sensumotorischer Psychotherapie (Ogden et al.,

2006)[41] und anderen zusätzlichen Behandlungen. Manche Klient(inn)en benötigen auch eine spezifische Behandlung für Substanzmissbrauch oder Essstörungen.

Auch Prinzipien der Lern- und Verhaltenstheorie können die Behandlung von DIS bis zu einem gewissen Ausmaß leiten. Die Lerntheorie beispielsweise hilft Patient(inn)en, posttraumatische Reaktionen wie konditionierte Angst, Ärger, Scham und Schuldgefühle, die die dissoziative Symptomatik begünstigen, besser zu verstehen. Patient(inn)en lernen dabei, externe und interne Signale (Auslöser bzw. Trigger) zu erkennen und diese in einem weiteren Schritt zu kontrollieren. Die damit häufig einhergehende Erforschung und (beginnende) Integration von traumatischen Erinnerungen kann als eine Art Belastungserprobung verstanden werden, die die Patientin in die Lage versetzt, traumatische Erinnerungen allmählich umzuwandeln. Die Exploration und das Prozessieren von traumatischem Material kann z. B. als eine Form der Expositionstherapie angesehen werden, die die Modifikation einer traumatischen zu einer biografischen Erinnerung ermöglicht. Durch die Überwindung von phobischen Reaktionen auf traumatische Erinnerungen und Gefühle werden zuvor vermiedene körperliche und emotionale Gefühle wahrgenommen. Dies führt zudem dazu, dass Patient(inn)en sich wieder mehr an andere Menschen – auch die Therapeutin – binden können und die Kooperation zwischen Persönlichkeitszuständen verbessert wird. Erfahrene Therapeut(inn)en achten darauf, förderliches Verhalten mit Aufmerksamkeit und Lob zu verstärken. Demgegenüber ist es im besten Fall nicht hilfreich und in vielen Fällen sogar kontraproduktiv, Verhaltensmodifikationstechniken einzusetzen, um dissoziative Symptome zu bestrafen. Beispiele hierfür wären u. a. das Ignorieren der dissoziierten Persönlichkeitszustände oder der Versuch, diese durch verhaltenstherapeutische Techniken zu »löschen«. Therapeut(inn)en sollten grundsätzlich den Einsatz von negativen Konditionierungen oder Löschungstechniken vermeiden, da diese Praktiken Erinnerungen an

41 Deutsche Übersetzung siehe Ogden et al. (2010).

viele Arten von Misshandlungserfahrungen wachrufen können, die von DIS-Klient(inn)en häufig beschrieben werden. Aversive Konditionierung und Löschungsverfahren sind daher generell kontraindiziert.

Inzwischen sind viele spezifische Techniken und Interventionen entwickelt worden, um die DIS-Behandlung zu erleichtern. Hierzu gehören z. B. Imaginationen und hypnotherapeutische Techniken, Herangehensweisen an Übertragungen und Gegenübertragungen, kognitive Techniken etc. Ein Großteil der Fachliteratur zur Behandlung der komplexen PTBS kann in diesem Zusammenhang ebenfalls hilfreich sein. Eine detaillierte Diskussion dieser Interventionen würde den Rahmen dieser Empfehlungen sprengen. Es gibt jedoch viele exzellente Veröffentlichungen, die detailliert auf die Behandlung der komplexen PTBS (vgl. Briere, 1989; Chu, 1988, 1998; Courtois, 1999, 2004; Courtois et al., 2009; Gold, 2000; Herman, 1992a; Ross, 2007 u. a.) und DIS (vgl. Fraser, 2003; R. P. Kluft, 1993a, 1993b, 1999; R. P. Kluft & Fine, 1993; Putnam, 1989; Rivera, 1996; Ross, 1997; Steele et al., 2005; Van der Hart et al., 1998, 2006; Watkins & Watkins, 1988 u. a.)[42] eingehen.

Die DIS-Behandlung sollte primär als Einzeltherapie durchgeführt werden. Es kann jedoch sinnvoll sein, zusätzliche Therapeut(inn)en hinzuzuziehen, um auf diese Weise ein Behandlungsteam zu bilden. Je nach Einzelfall können neben der Psychotherapeutin in solchen Behandlungsteams oder Helfer(innen)-Netzwerken Repräsentanten verschiedener beruflicher Disziplinen vertreten sein, wie z. B. Psychiater(innen) und/oder andere Ärzte, die die medikamentöse Behandlung durchführen, Familientherapeut(innen), Gestaltungstherapeut(inn)en und Sozialarbeiter(innen). Dabei ist es entscheidend, dass alle Mitglieder des Helfer(innen)-Netzwerks ihre Arbeit mit der DIS-Klientin aufeinander abstimmen und dass klare Absprachen darüber bestehen, welche Therapeutin für den übergeord-

42 Für deutschsprachige Veröffentlichungen siehe z. B. Boos (2005); Huber (2003); Reddemann 2004a; Reddemann 2004b; Reddemann, Hofmann & Gast (2003); Sack, Sachsse & Schellong (2012), sowie Wöller, Lampe, Mattheß et al. 2020.

neten Gesamtbehandlungsplan verantwortlich und entscheidungsberechtigt ist.

Es ist problematisch, wenn sich die DIS-Klientin gleichzeitig bei mehr als einer Person in intensiver psychotherapeutischer Behandlung befindet (z.B. einen einstündigen wöchentlichen Termin bei der behandelnden Psychiaterin und zwei Stunden pro Woche bei der Psychotherapeutin). Da die mentalen Prozesse der DIS-Patientin zum Teil erheblich separiert sind und zudem vielfach Amnesien im Tageserleben bestehen, kommt es selbst bei klar definierten Rollen im Helfer(innen)-Netzwerk leicht vor, dass nur eine Teilgruppe von Persönlichkeitszuständen mit einer bestimmten Therapeutin in Kontakt tritt, während eine weitere Gruppe von Anteilen sich an eine andere Therapeutin wendet. Dies kann das Ziel eines höheren Integrationsgrads durchkreuzen und dazu führen, dass die inneren Konflikte der Patientin unter den verschiedenen Mitgliedern des Behandlungsteams externalisiert werden.

Stationäre Behandlung

Die Behandlung der DIS erfolgt in der Regel im ambulanten Setting – auch bei der Verarbeitung von traumatischem Material. Dennoch kann eine stationäre Aufnahme dann notwendig werden, wenn das hohe Risiko besteht, dass die Patientin sich selbst oder andere schädigt, falls die posttraumatische, dissoziative oder sonstige Symptomatik sehr stark zunimmt oder außer Kontrolle gerät. Stationäre Therapien sollten Teil einer zielorientierten Strategie sein, die zur Wiederherstellung der Leistungsfähigkeit der Patientin und zu einer raschen Wiederaufnahme der ambulanten Psychotherapie führt. Dazu werden zum einen die Faktoren, die zur Destabilisierung der DIS-Klientin geführt haben (z.B. familiäre Konflikte, Verlusterlebnisse etc.), identifiziert und zum anderen wird erarbeitet, was getan werden muss, um die Gesamtsituation zu verbessern und vorhandene Konflikte zu entschärfen. Stationäre Aufnahmen dienen insofern vor allem der Restabilisierung in Krisen und dem damit zusammenhängenden Aufbau (oder Wiederaufbau) von Ressourcen und Handlungskompetenz, um einen angemesseneren Umgang mit Belastungen zu erreichen.

Während eines stationären Aufenthaltes ist mitunter auch eine bessere differenzialdiagnostische Abklärung und Einschätzung der vorliegenden Symptomatik möglich. Neben der Differenzialdiagnostik von posttraumatischen Störungen kann während einer stationären Behandlung auch das etwaige Vorliegen weiterer komorbider Störungen erfasst werden, die u. U. umgehend behandelt werden müssen. Ein Beispiel hierfür wäre etwa eine komorbide schwere depressive Episode, die sich sowohl in massiven depressiven als auch in verstärkten posttraumatischen Symptomen ausdrückt, oder eine latente bzw. beginnende schizophrene Störung mit überlagerten dissoziativen Symptomen. Daneben kann auch die Diagnosestellung und -sicherung der DIS selbst eine intensive, fortlaufende klinische Beobachtung und vertiefte Diagnostik erforderlich machen, wie sie nur in einem stationären Setting bereitgestellt werden kann. Zudem kann die spezifische Symptomatik der DIS auch häufiger durch andere chronische psychische Störungen überlagert werden (z. B. Konversionsstörung, Zwangsstörung, Essstörung, Drogenmissbrauch, Borderline-Persönlichkeitsstörungen).

Aufgrund der durch die Kostenträger auferlegten Grenzen sind heute die meisten stationären Aufenthalte kurz und haben ausschließlich eine Stabilisierung zum Ziel. In manchen Fällen erlauben die Struktur und der geschützte Rahmen eines Klinik-Settings jedoch eine Art und Weise der therapeutischen Arbeit, die im ambulanten Setting nicht möglich wäre, da in diesem Rahmen ein hohes Risiko bestünde, dass die Patient(in) dekompensiert. Als besonders förderlich für traumatisierte Patient(inn)en haben sich z. B. geplante und sorgfältig vorbereitete Bearbeitungen traumatischen Materials oder eine gezielte Arbeit mit aggressiven und/oder selbstschädigenden Persönlichkeitszuständen erwiesen.

Notwendige Voraussetzung für diese meist längeren stationären Behandlungen sind Zusagen zur Kostenübernahme der Krankenkassen.

Während eines Aufenthalts auf einer spezialisierten Traumastation oder einer Spezialstation für dissoziative Störungen können DIS-Patient(inn)en besonders effektiv beim Aufbau von Fertigkeiten unterstützt werden, die anschließend ausreichend Sicherheit und Stabilität für eine ambulante Psychotherapie ermöglichen. Auf solchen Stationen können spezifische diagnostische Untersuchungen durchgeführt werden; sie bieten zumeist intensive Einzelpsychotherapie, psychopharmakologische Interventionen und Arbeit am Symptommanagement und Ressourcenaufbau an, was in allgemeinpsychiatrischen Abteilungen meist nicht zu leisten ist.

Verhält sich eine DIS-Patientin selbst- oder fremdgefährdend und bleiben verbale, verhaltensregulierende oder mildere pharmakotherapeutische Interventionen ohne Erfolg, so kann während eines psychiatrisch-stationären Aufenthalts eine geschlossene Unterbringung – möglicherweise auch eine Fixierung und/oder eine sehr starke medikamentöse Sedierung – notwendig werden. Leider können sich diese Maßnahmen traumatisierend auf alle Patient(inn)en der Station auswirken. Besonders stark betroffen sind jedoch Patient(inn)en mit Traumafolgestörungen. Deshalb bemühen sich viele Krankenhäuser um eine weitgehende Vermeidung von solchen Abschirmungs- und Zwangsmaßnahmen. So können durch sorgfältiges Vorausplanen von Symptommanagement und Selbstkontrollstrategien, die den Betroffenen auch in Krisen helfen, Zwangsmaßnahmen meist vermieden werden. Manche Krankenhäuser verlangen, dass alle Patient(inn)en »persönliche Sicherheitspläne« (z.B. sogenannte »Notfallkoffer«) erstellen und mehrere Handlungsoptionen benennen, die gewährleisten, dass die Patient(inn)en weiterhin in der Lage bleiben, für die eigene Sicherheit zu sorgen. Dazu gehört zusätzlich das Auflisten von potenziellen Auslösern (»Triggern«) für schädliches Verhalten oder eine Symptomverschlechterung und entsprechende spezifische Interventionen, die Trost und Linderung bringen. Dies beinhaltet z.B. die Kontaktaufnahme zu »inneren Helfern«, den Einsatz von Imaginationstechniken, wie beispielsweise dem »sicheren Ort« für überflutete oder selbstschädigende Persönlichkeitszustände, oder andere Techniken, um starke Affekte »herunterzuregeln« bzw. abzuschwächen.

Falls nötig können kurzfristig auch Medikamente gegen Ängste und/oder Unruhezustände, wie z.B. Benzodiazepine oder Neuroleptika, hilfreich sein, um Unruhe zu reduzieren oder Schlaf zu ermöglichen und dadurch eine Krise abzuwenden (s.u.).

Der Einsatz von »freiwilligen« körperlichen Zwangsmaßnahmen (Fixierungen) zur Kontrolle gewalttätiger Persönlichkeitszustände während einer Traumabearbeitung wird heute nicht mehr als angemessene Intervention angesehen.

Teilstationäre Behandlungen oder betreutes Wohnen

Spezialisierte teilstationäre Behandlungen oder betreutes Wohnen für DIS- und andere Patient(inn)en mit schweren Traumafolgestörungen können sowohl im Anschluss an einen stationären Aufenthalt erfolgen, beispielsweise um diesen abzukürzen, als auch dabei behilflich sein, eine vollstationäre Krankenhausaufnahme zu vermeiden. Zudem kann in einer Tagesklinik eine sehr intensive, unterstützende Therapie stattfinden, z.B. um bestimmte Fertigkeiten zu trainieren. Generell bieten solche Spezialeinrichtungen täglich verschiedene Gruppen an, um über traumabezogene Störungen zu informieren, Fähigkeiten zur Symptombewältigung, zum Beziehungsaufbau und zur Beziehungsgestaltung zu lehren und weiteres alltagspraktisches Rüstzeug zu trainieren. DBT und andere strukturierte Techniken zur Symptombewältigung können Teil dieser Programme sein. Leider existieren aktuell nur wenige solcher spezialisierter Programme.[43]

Gruppentherapie

DIS-Patient(inn)en profitieren meist nur unzureichend von therapeutischer Arbeit in den üblichen heterogenen Therapiegruppen mit Patient(inn)en, die unterschiedliche Störungsbilder und klinische Probleme aufweisen. Vielen DIS-Patient(inn)en fällt es schwer, die

---

43 Siehe hierzu Wilhelm-Gößling, 2011a; Wilhelm-Gößling, 2011b.

starken Affekte auszuhalten, die von traditionellen, prozessorientierten Psychotherapiegruppen ausgelöst werden. Dies gilt ebenfalls für Gruppen, in denen die Mitglieder – wenn auch nur begrenzt – zu einem Austausch über traumatische Erlebnisse ermutigt werden. Manche dieser Gruppentherapien münden in Symptomverschlechterung und/oder in dysfunktionale Beziehungen zwischen den Gruppenteilnehmern.

Gruppenpsychotherapie ist keine brauchbare *primäre* Behandlungsmodalität für DIS. Dennoch können spezielle Formen zeitlich begrenzter Gruppenangebote für bestimmte Patient(inn)en mit DIS oder komplexer PTBS eine wertvolle Ergänzung zur Einzeltherapie darstellen. Diese Gruppen sind für die Psychoedukation zum Thema Trauma und Dissoziation von Nutzen. Ebenso helfen sie den Patient(inn)en beim Aufbau von spezifischen Fähigkeiten und Fertigkeiten und lassen sie spüren, dass sie mit ihren Problemen bei der Bewältigung von dissoziativen Symptomen und traumatischen Erinnerungen nicht allein sind. Zielorientierte Psychoedukationsgruppen und Skills-Trainings, die Bewältigungsstrategien, soziale Kompetenzen und Symptommanagement-Techniken vermitteln, haben sich insgesamt als besonders hilfreich erwiesen. Diese zielorientierten Gruppen sollten immer zeitlich begrenzt, hochstrukturiert und mit einer klar umgrenzten Zielsetzung arbeiten.

Manche Psychotherapeut(inn)en haben berichtet, dass sorgfältig ausgewählte DIS-Patient(inn)en von längerfristigen, homogenen, mehr prozessorientierten Gruppen für Patient(inn)en mit DIS und komplexer PTBS profitieren können. Diese Gruppen bieten fortlaufende Unterstützung, fokussieren auf eine Verbesserung zwischenmenschlicher Fähigkeiten und stützen die Ziele der Einzeltherapie. Erfolgreiche Gruppen, die entsprechend vorgehen, brauchen einen expliziten Behandlungsrahmen mit festgelegten Erwartungen an das Verhalten der Patient(inn)en und klaren Grenzsetzungen – sowohl innerhalb als auch außerhalb, d. h. während und zwischen den Gruppensitzungen (z. B. Begrenzungen der Diskussion über Traumaerinnerungen in der Gruppensitzung, keine sozialen Beziehungen der Teilnehmer außerhalb der Gruppe usw.).

Für manche Patient(inn)en können 12-Schritte-Programme wie bei den Anonymen Alkoholikern (AA), den Anonymen Drogenabhängigen (Narcotics Anonymous; NA) oder entsprechenden Angehörigen-Gruppen (Al-Anon) beim Umgang mit Abhängigkeitsproblemen hilfreich sein. Allerdings werden 12-Schritte-Programme für »Inzest-Überlebende« oder nichtprofessionell geleitete »Selbsthilfegruppen« für DIS-Patient(inn)en generell als kontraindiziert angesehen, zumal sie in ihrer typischen Struktur nicht reguliert sind und so zu einer Überflutung mit Affekten und psychischem Stress führen können. Zudem besteht die Gefahr von unzureichenden Grenzsetzungen zwischen den Gruppenmitgliedern, was gestörtes, höriges und/oder ausbeuterisches Verhalten bewirken kann. Viele erfahrene Psychotherapeut(inn)en behandeln Patient(inn)en nicht, die darauf bestehen, an solchen Gruppen teilzunehmen.

Pharmakotherapie

Psychopharmaka sind nicht das Hauptelement der Behandlung von Dissoziation. Spezifische Empfehlungen für die Pharmakotherapie der meisten dissoziativen Symptome müssen erst noch systematisch erforscht werden. Die meisten DIS-Therapeut(inn)en berichten jedoch, dass ihre Patient(inn)en während der Behandlung Medikamente erhalten haben (Putnam & Loewenstein, 1993). In der einzigen naturalistischen Studie über ambulante DIS-Behandlung nahmen 80% der Patient(inn)en zusätzlich Medikamente (Brand, Classen, Lanius et al., 2009).

Typischerweise zielt die Pharmakotherapie dissoziativer Patient(inn)en auf die Behandlung psychophysiologischer Übererregung und intrusiver Symptome der PTBS sowie auf komorbide Störungen, wie z.B. affektive Erkrankungen und Zwangssymptome, ab (Loewenstein, 1991b, 2005; Torem, 1996). Die Patient(inn)en sollten im Rahmen einer Aufklärung über Medikamente sowie einer Einverständniserklärung darauf hingewiesen werden, dass eine medikamentöse Verordnung für DIS weitgehend auf klinischen Erfahrungen beruht.

Die Pharmakotherapie dissoziativer Patientinnen zielt auf die Behandlung psychophysiologischer Übererregung und intrusiver Symptome der PTBS sowie auf komorbide Störungen, wie z. B. affektive Erkrankungen und Zwangssymptome, ab.

Das psychopharmakotherapeutische Vorgehen bei DIS-Patient(inn)en erfordert sowohl ein sorgfältiges Beachten von Grenzen als auch eine aktive, offene Kommunikation zwischen der Therapeutin, den übrigen Mitgliedern des Behandlungsteams und der die Medikation verordnenden Psychiaterin, um eine Aufspaltung des Behandlungsteams zu vermeiden. Insbesondere wenn die Psychiaterin nicht gleichzeitig die primäre Psychotherapeutin ist, müssen die Zuständigkeitsbereiche von Therapeutin und Psychiaterin klar definiert sein. Die Patientin sollte nur eine Therapeutin für die intensive Psychotherapie in Anspruch nehmen. Die verschreibende Ärztin nimmt eine begleitende Rolle ein und konzentriert sich primär auf die Medikamenteneinstellung. Häufigere Behandlungskontakte erfolgen nur, wenn die Medikamentendosis verändert wird oder psychiatrische Notfälle auftreten. Für alle psychotherapeutischen Notfälle bleibt die Therapeutin primäre Ansprechpartnerin. Die Psychiaterin wird weder als automatischer Ersatz bei Unerreichbarkeit der Therapeutin betrachtet noch nimmt sie einfach die Vertretungsrolle während der Abwesenheit der Therapeutin aufgrund von Urlaub oder anderen Umständen ein – es sei denn, diese Rollenveränderung wurde sorgfältig ausgehandelt und abgesprochen. Ein regelmäßiger Austausch von wichtigen Informationen zwischen den Mitgliedern des Behandlungsteams ist unverzichtbar, um die Interventionen kontinuierlich an die aktuellen Bedingungen anpassen zu können. Wie bei jeder pharmakologischen Behandlung sind auch hier die Möglichkeiten von Non-Compliance, wie das Einnehmen einer zu geringen oder zu hohen Dosis des Medikaments und/oder eine heimliche Einnahme von anderen Medikamenten, Drogen oder Alkohol, immer in Betracht zu ziehen. Besteht der Verdacht auf Nichteinnahme der Medikation, helfen eine gute Kenntnis der DIS-Psychotherapietechniken sowie das Eingehen auf das Persönlichkeitssystem der DIS-Patientin, um eine Klärung herbeizuführen. Diese Aufgabe kann der primären Therapeutin zufallen, vor allem wenn die verschreibende Psychiaterin nicht über die entsprechenden Kenntnisse verfügt.

Verschiedene Persönlichkeitszustände einer DIS-Klientin können unterschiedlich auf ein und dasselbe Medikament reagieren. Die Ursache hierfür ist bislang noch nicht ausreichend erforscht. Wahrscheinlich gehen die Differenzen zu einem großen Teil auf unterschiedliche Aktivationsniveaus bei den verschiedenen Persönlichkeitszuständen und/oder auf ihr subjektives Gefühl der Getrenntheit zurück und nicht so sehr auf wirkliche Unterschiede in der biologischen Wirkung der Medikamente.

Generell sind Medikamente vor allem dann wirksam, wenn die Symptome, auf die die Medikation ausgerichtet ist, vom »ganzen Menschen« berichtet werden. DIS-Patient(inn)en können von Tag zu Tag häufigen und zum Teil erheblichen Symptomschwankungen unterliegen, die auf eine Selbstregulierung sowohl in Bezug auf dissoziative Schutzmechanismen als auch auf persönliche Dilemmata oder schwierige Lebensanforderungen zurückzuführen sind. Deshalb ist es hilfreich, bei der Veränderung oder Anpassung der Medikation das gesamte »emotionale Klima« der Patientin zu berücksichtigen, anstatt nur zu versuchen, das »tägliche Wetter« zu behandeln. Psychotherapeutische Arbeit an der Affektregulation, am »Grounding« und an der Kontrolle von PTBS und dissoziativen Symptomen kann wirksamer sein als Medikamentengabe.

Spezifische Persönlichkeitszustände oder Gruppen von Anteilen können sich selbst als die Wirkung der Medikamente »blockierend« oder aufhebend erleben. Dies kann auf ganz unterschiedliche Hintergründe zurückzuführen sein, beispielsweise auf eine Verstärkung der Unruhe, auf eine Erhöhung des grundlegenden psychophysiologischen Aktivationsniveaus, auf eine Zunahme innerer Konflikte oder Verfolgungsgefühle. Genauso können manche Anteile andere »überlisten«, indem sie Medikamente nicht oder in einer höheren als der verschriebenen Dosis einnehmen. In diesem Fall weisen meist die Anteile, die die verordnete Medikation einhalten möchten, eine Amnesie für dieses Verhalten auf. Zudem kann es bei manchen DIS-Patient(inn)en geschehen, dass sie aufgrund der Separationslogik zu viele Medikamente einnehmen, da sie der Meinung sind, jeder Anteil benötige eine Dosis für jeden »separaten Körper«.

Eine medikamentöse Behandlung im Rahmen der DIS kann am ehesten als »Stoßdämpfer-Funktion« verstanden werden und nicht so sehr als Heilbehandlung im engeren Sinne. Patient(inn)en mit DIS oder komplexer posttraumatischer Störung sprechen auf viele verschiedene Medikamente häufig nur unvollständig an. Deshalb sollte die Verschreibende besonders sorgfältig auf die potenziellen unerwünschten Effekte einer Mehrfachverordnung achten. Beim Auftreten von Krisen kann die Psychiaterin zur Behandlung von Schlafproblemen, Angst und/oder verstärkten PTBS-Symptomen o. Ä. die Dosierung der Medikamente erhöhen – entweder als feste Verordnung oder als Bedarfsmedikation. Dies ist häufig eine ökonomischere und gleichzeitig hilfreichere Maßnahme, als jeweils eine neue Medikation zu erproben.

In der klinischen Praxis sind inzwischen fast alle Arten von Psychopharmaka bei DIS-Patient(inn)en eingesetzt worden. Am häufigsten werden *Antidepressiva* für die Behandlung von depressiven oder PTBS-Symptomen verwendet. Für die Einstellung auf Selektive Serotonin-Wiederaufnahmehemmer (Selective Serotonin Reuptake Inhibitors, SSRI) gilt auch für DIS-Patient(inn)en der sonst übliche Standardbereich (z. B. zur Behandlung von Angstsymptomen [niedrige Dosis], von Depressionen [mittlere Dosis] und von Zwangssymptomen oder hartnäckigen, schweren Depressionen [höhere Dosis]). Klassische Antidepressiva wie Monoaminoxidase-Inhibitoren (MAOI) und trizyklische Antidepressiva (TCA) sind zumeist durch SSRI ersetzt worden, da letztere ein günstigeres Nebenwirkungsprofil aufweisen und dadurch höhere Therapiesicherheit gewährleisten. Trotzdem können die älteren Medikamente sinnvoll sein, falls die Patient(inn)en diese sicher anwenden können, vor allem das für die Behandlung von Zwangssymptomen zugelassene trizyklische Clomipramin (Anafranil®). Es ist zudem hilfreich, die Patient(inn)en darüber aufzuklären, dass mit einer teilantidepressiven Wirkung der Antidepressiva zu rechnen ist, nicht aber mit einem starken Rückgang der depressiven Symptome. Oft ist ein optimales Ergebnis dann erreicht, wenn Patient(inn)en anerkennen, dass sie ohne Medikation deutlich depressiver wären.

Anxiolytika können kurzfristig zur Behandlung von Angstsymptomen eingesetzt werden. Zu beachten ist, dass Benzodiazepine (BZD) ein erhebliches Suchtpotenzial bergen (oft hat sich schon nach vier Wochen regelmäßiger Einnahme eine körperliche Abhängigkeit entwickelt). Dies stellt für Patient(inn)en, die eine entsprechende Vulnerabilität bzw. aktuell oder in der Vorgeschichte eine Abhängigkeitserkrankung aufweisen, ein hohes (Rückfall-)Risiko dar. Patient(inn)en mit einer PTBS zeigen teilweise eine hohe Toleranz gegenüber vergleichsweise hohen Dosierungen von Benzodiazepinen. Dies wird am ehesten auf das chronische Hyperarousal und damit zusammenhängend auf vermutliche Veränderungen der Benzodiazepin-Rezeptor-Bindung zurückgeführt. Dessen ungeachtet kann es in Ausnahmefällen für manche DIS-Patient(inn)en vertretbar sein, sie mit einer BZD-Langzeitbehandlung zu stabilisieren. Generell sind für diese Patient(inn)en länger wirkende BZD (z.B. Lorazepam (Tavor®), Diazepam, Clonazepam (Rivotril®, in Deutschland nicht so gebräuchlich) sicherer und haben weniger problematische Nebenwirkungen als kürzer wirkende BZD wie Alprazolam (Tafil®) oder ultrakurz wirkende Hypnotika.[44]

Zudem können bei Schlafstörungen andere stärker sedierende Psychopharmaka/Hypnotika eingesetzt werden, wie Trazodon (Thombran®), Diphenhydramin (z.B. Vivinox®, Betadorm®; Halbmond®)[45] und Mirtazepin (Remergil®), niedrig dosierte TCA (Trimipramin, Doxepin und Amitriptylin) und niedrig dosierte Neuroleptika, die weniger extrapyramidalmotorische Nebenwirkungen haben (z.B.

---

44 Sollten jedoch für einen stabilisierenden Effekt im Verlauf immer höhere Dosierungen erforderlich werden, so ist aus o.g. Gründen und dem möglichen Vorschub regressiver Entwicklungen Vorsicht geboten. Dann empfehlen sich die psychotherapeutisch begleitete, langsame Reduktion der Dosis und der Einsatz einer alternativen Medikation.

45 Diese Medikamente sind in Deutschland frei verkäuflich, werden jedoch wegen der relativ geringen therapeutischen Breite als eher ungünstig erachtet.

Quetiapin [Seroquel®], Chlorprotixen [Truxal®]), sowie Promethazin (Atosil®), welches kaum neuroleptische Potenz aufweist. DIS-Patient(inn)en leiden oft an recht komplex gelagerten Schlafstörungen, die zum einen auf die Albträume und Flashbacks der PTBS, zum anderen auf affektive Störungen zurückzuführen sind. Daneben können nächtliche Angstreaktionen eine Rolle spielen, die im Rahmen einer Traumareaktivierung durch Erinnerungen an nächtliche sexuelle Gewalt ausgelöst werden, sowie vereinzelt auch nächtliche Aktivitäten bestimmter Persönlichkeitszustände. Manche dieser Persönlichkeitszustände sind nur »nachtaktiv«; tagsüber kann eine Amnesie für ihre Existenz und ihre Aktivitäten auftreten.

Schlafprobleme bei DIS werden am besten in Bezug auf den Gesamtbehandlungsplan angesprochen. Hierbei werden beispielsweise Symptombewältigungsstrategien für ängstliche Anteile gefunden, Verhandlungen mit nachtaktiven Anteilen geführt und traumafokussierte, kognitiv verhaltenstherapeutische Strategien angeboten, um die PTBS-Symptomatik in der Nacht zu verringern – alles in Verbindung mit einer vorsichtigen psychopharmakologischen Medikation. Generell sollten Barbiturate, Chloraldurat® und ähnliche Medikamente aufgrund ihres Suchtpotenzials und ihrer hohen Toxizität bei DIS-Patient(inn)en vermieden werden.

Neuroleptika (antipsychotische Medikamente), vor allem die neueren atypischen Substanzen, werden – meist niedrig dosiert – erfolgreich bei DIS-Patient(inn)en zur Behandlung von psychophysischer Übererregung, Denkstörungen, intrusiven PTBS-Symptomen sowie chronischen Ängsten, Schlafstörungen und Reizbarkeit eingesetzt. Es ist darauf zu achten, psychotische akustische Halluzinationen nicht mit den von DIS-Patient(inn)en beschriebenen inneren Stimmen zu verwechseln, die eine Binnenkommunikation zwischen den Persönlichkeitszuständen darstellen (vgl. Loewenstein, 1991a). Solche (pseudo)halluzinatorischen Phänomene bleiben auch meist dann von hochdosierten Neuroleptika unbeeinflusst, wenn es sich um imperative – zu Selbst- und/oder Fremdgefährdung aufrufende – Stimmen handelt, in die unterschiedliche Persönlichkeitszustände verwickelt sind. Aufgrund ihrer sedierenden Komponente können höher dosierte Neuroleptika in solchen Fällen sogar zu reduzierter Leistungsfähigkeit und verminderter Selbstkontrollfähigkeit führen, ohne die Stimmen zu unterdrücken.

Eine multimodale dissoziative Halluzinose mit akustischen, optischen, olfaktorischen, taktilen und gustatorischen Manifestationen, die häufig mit einem Realitätsverlust (dissoziative Psychose) einhergeht, spricht in vielen Fällen nicht verlässlich auf antipsychotische Medikamente an. Gleichwohl können diese die allgemeine Übererregbarkeit, Angst, Panik und Denkstörung lindern und so effektive psychotherapeutische Maßnahmen für die zugrunde liegenden dissoziativen/posttraumatischen Vorgänge ermöglichen. Bei Menschen mit DIS, die echte komorbide psychotische Symptome aufweisen, können neuroleptische Medikamente die Symptome der Psychose mildern, auch wenn die DIS relativ unbeeinflusst bleibt.

Neuroleptika haben viele Nebenwirkungen. Insbesondere sind es die mit den atypischen Neuroleptika der zweiten Generation verbundenen Risiken für starke Gewichtszunahme und das metabolische Syndrom einschließlich der Hypercholesterinämie sowie der Glukoseintoleranz, die oft zu Diabetes Mellitus führen können. Medikamente, die mit diesen Nebenwirkungen in Verbindung gebracht werden, sind Clozapin (Leponex®) und Olanzapin (Zyprexa®) sowie – weniger auffällig – Quetiapin (Seroquel®), Risperidon (Risperdal®), Aripiprazol (Abilify®) und Ziprasidon (Zeldox®). Die Psychiaterin muss alle Patient(inn)en, die atypische Antipsychotika nehmen, sorgfältig kontrollieren. Wenn eine starke Gewichtszunahme und/oder Stoffwechselstörungen auftreten, sollten Patientin und Psychiaterin die Risiken und Vorteile einer Fortführung der Medikation besprechen.

Manche schwerkranke und chronifizierte DIS-Patient(inn)en, die ein ähnliches Funktionsniveau aufweisen wie chronisch psychotische Patient(inn)en, sprechen auf Clozapin zur Behandlung schwerer PTBS-Symptome und chronischer Denkstörungen gut an. Letztere zeigen sich in nicht beeinflussbaren, oft bizarren, wahnähnlichen oder wahnhaften kognitiven Verzerrungen. Diese Patient(inn)en können ein Misstrauen zeigen, das an Paranoia heranreicht.

Stimmungsstabilisierende Medikamente zielen ganz spezifisch auf Stimmungsschwankungen, insbesondere bei bipolaren Patient(inn)en, ab. Da viele DIS-Patient(inn)en unter heftigen Stimmungsschwankungen leiden, werden sie von Psychiaterinnen und Psychiatern oft mit Rapid Cycling oder Typ II der bipolaren Störung fehldiagnostiziert. Eine sorgfältige Anamnese zeigt allerdings oft, dass die Stimmungsschwankungen eigentlich auf PTBS-Intrusionen, mangelnde Affektregulation oder auf Wechsel zwischen Persönlichkeitszuständen und/oder Überlagerung von Anteilen bzw. Beeinflussung untereinander zurückzuführen sind. Entsprechend wird nur eine kleine Minderheit von DIS-Patient(inn)en mit echter komorbider bipolarer Störung, die sich in klar abgegrenzten manischen/hypomanischen und depressiven Episoden zeigt, von einer nachhaltigen Stabilisierung der Stimmung durch diese Medikamente berichten. Es gibt keine Hinweise darauf, dass bipolare Störungen bei DIS-Patient(inn)en häufiger (oder weniger häufig) vorkommen als in der Allgemeinbevölkerung.

Ein anderes Medikament, das zur Behandlung von DIS-Patient(inn)en eingesetzt wird, ist Naltrexon (Nemexin®), ein Opiat-Antagonist, der indirekt bewirken kann, den Drang zu verringern, sich selbst zu verletzen oder andere Formen von Selbstschädigung oder Selbststimulation auszuführen, insbesondere dann, wenn Patient(inn)en davon berichten, dass sie sich durch Selbstverletzungen »high«[46] fühlen. Manche Patient(inn)en sprechen auf zentral wirksame Betablocker wie Propranolol (Dociton®) gegen PTBS-bedingte Übererregung und Panik an. Clonidin (Catapresan®) und Prazosin (Minipress®, Adversuten®) sind zentral wirksame Alphablocker, die in erster Linie als Blutdruck senkende Medikamente genutzt werden. Clonidin kann bei manchen Patient(inn)en gegen starke Erregung und intrusive PTBS-Symptome wirksam sein. Sorgfältig durchgeführte Studien mit Kriegsveteranen haben gezeigt,

46 Siehe hierzu: Pape & Wöller (2015), sowie Sutar, R. & Sahu, S. Pharmacotherapy for dissociative disorders: A systematic review. Psychiatry Res. 2019 Nov; 281: 112529. doi:10.1016/j.psychres.2019.112529. Epub 2019 Aug 23. PMID: 31470213.

dass Prazosin speziell auf Albträume bei PTBS einwirkt. Psychopharmakologen, die mit DIS arbeiten, haben ebenfalls herausgefunden, dass Prazosin auch bei DIS-Patient(inn)en eine ähnliche Wirkung erzielen kann. Es ist allerdings unwahrscheinlich, dass vermehrte Albträume, ausgelöst durch Lebensbelastungen, zusätzliche Traumen und/oder die Bearbeitung schwieriger Themen in der Therapie auf diese Medikation ansprechen. Diese sind generell besser durch psychotherapeutische Restabilisierung beeinflussbar. Die problematischste Nebenwirkung der betreffenden Medikamente ist der Blutdruckabfall – vor allem bei Patient(inn)en, die ohnehin an niedrigem Blutdruck und/oder unter anorektischen Essstörungen leiden.

Psychostimulanzien (Methylphenidate [Ritalin®] sowie Amphetamine[47]) können bei der Behandlung von komorbiden Aufmerksamkeitsdefizit-/Hyperaktivitätsstörungen bei DIS-Patient(inn)en genutzt werden. Allerdings kann die differenzielle Diagnose von ADHS sowie dissoziativen Problemen mit Beeinträchtigungen der Aufmerksamkeit schwierig sein und ein sorgfältiges Untersuchen des Kontextes und der Art der vermuteten ADHS-Symptome erfordern. Dies ist vor allem bei traumatisierten Kindern und Jugendlichen der Fall, deren Aufmerksamkeits- und Hyperaktivitätsprobleme eher Reaktionen auf PTBS-Auslöser, im Wechsel mit dissoziativem »spacing out«, darstellen als dass sie dem typischen Muster entsprechen, das auch bei ADHS-Kindern zu beobachten ist. Allerdings lassen sich ADHS und posttraumatische/dissoziative Störungen mitunter bei derselben Patientin feststellen, was die Differenzialdiagnose zusätzlich erschwert. Außerdem können Psychostimulanzien nichtspezifische positive Wirkungen auf die Aufmerksamkeit haben – auch bei Patient(inn)en ohne ADHS. Psychostimulanzien beinhalten Missbrauchspotenzial für alle Patient(inn)en und können speziell von DIS-Patient(inn)en im Rahmen der häufig zusätzlich auftretenden Essstörungen missbraucht werden.

---

47 Amphetamine werden in Deutschland wegen des Missbrauchspotenzials bei DIS nur in Ausnahmefällen und bei eindeutiger Indikationsstellung verschrieben.

Die meisten erfahrenen DIS-Pharmakolog(inn)en halten »Müdigkeit« nicht für eine Indikation, Stimulanzien aus dieser Gruppe einzusetzen. In einer Studie wurde kürzlich herausgefunden, dass ein hoher Prozentsatz von Patient(inn)en mit »chronischer Müdigkeit« (CFS) eine Geschichte von Kindesmissbrauch vorweist (Heim et al., 2009). Dissoziative somatoforme Symptome und/oder übermäßiger Gebrauch von Beruhigungsmitteln im Zusammenhang mit einem Vielgebrauch von Medikamenten können Ursachen für die chronische Müdigkeit bei diesen Patient(inn)en sein.

DIS-Patient(inn)en, die während stationärer Krankenhausaufenthalte akute Ängste, Erregung, intrusive PTBS-Symptome, chaotische »Wechsel« und/oder den Drang verspüren, sich selbst oder andere zu verletzen, können – sofern als Bedarfsmedikation eingesetzt – auf orale oder intramuskuläre Benzodiazepine (vor allem Lorazepam [Tavor®]) ansprechen. Auch typische oder atypische Neuroleptika lassen sich bei dieser Indikation verabreichen. Quetiapin (nur oral erhältlich) kann in mittleren Dosen für subakute Situationen bei diesen Patient(inn)en eingesetzt werden. Typische Neuroleptika, die bei akut agitierten stationären Patient(inn)en verwendet werden, sind u.a. Haloperidol (Haldol®) und Fluphenazin (Dapotum®); atypische Neuroleptika wie intramuskuläres Ziprasidon (Zeldox®) oder intramuskuläres oder sublinguales Olanzapin (Zyprexa®) können aber auch bei der raschen Behandlung von schwerer akuter Erregung und/oder gefährlichem Verhalten sich selbst oder anderen gegenüber nützlich sein. Generell spricht der häufige Einsatz von »Bedarfsmedikation« dafür, dass eine regelmäßige Verordnung erforderlich ist, um der Entstehung von Lücken in der Medikamentenversorgung vorzubeugen und/oder um zu klären, welche Symptome wirklich behandelt werden.

Viele DIS-Patient(inn)en nehmen mit fortschreitender Behandlungsdauer weniger Medikamente ein, da die Intensität der PTBS und anderer schwerer Symptome abnimmt, vor allem wenn eine Fusion/Integration gelingt. Andererseits können auch komorbide Achse-I-Störungen, wie u.a. affektive Störungen, Zwangsstörungen, ADHS und sogar psychotische Störungen, auffälliger werden, wenn die integriertere Patientin weniger dissoziative Symptome aufweist. Viele DIS-Patient(inn)en benötigen daher selbst nach vollständiger Integration eine Aufrechterhaltung der Medikation für die Behandlung von affektiven Störungen, Zwängen usw.

Wie mit anderen Patient(inn)en müssen auch mit DIS-Patient(inn)en die Risiken und Vorteile des Medikamentengebrauchs, die Risiken beim Absetzen von Medikamenten und die Notwendigkeit, die Verschreibung einzuhalten, ausgiebig diskutiert werden. Veränderungen an einer stabilen, wirksamen Medikation sollten mit größter Vorsicht vorgenommen werden und im besten Fall stattfinden, solange die Patientin sich nicht in einer Krise oder einer Phase besonders intensiver Arbeit in der Therapie befindet und wenn das Wiederauftreten von Symptomen ihr Leben am wenigsten stören würde. Patientin, verschreibende Psychiaterin und primäre Therapeutin sollten in Angelegenheiten, die eine weitere Gabe bzw. ein Absetzen von Medikamenten betreffen, zusammenarbeiten, insbesondere wenn die Patientin in späteren Behandlungsphasen stabiler ist.

Leider gibt es keine systematische Forschung, die sich mit der Medikation von DIS beschäftigt, und nur wenige pharmakologische Studien für PTBS haben Teilnehmerinnen mit chronischer Kindesmisshandlung als Untersuchungspopulation herangezogen. Bis eine bessere Evidenzbasierung existiert, wird die pharmakologische Behandlung von DIS empirisch und auf klinischer Erfahrung begründet bleiben.

Hypnose als Hilfsmittel zur Psychotherapie

Bereits seit dem frühen 19. Jahrhundert wird Hypnose als therapeutisches Hilfsmittel in der Behandlung der DIS eingesetzt (Ellenberger, 1970), und es gibt zahlreiche Veröffentlichungen zur Anwendung von Hypnose bei DIS (vgl. Cardena, Maldonado et al. 2009; R. P. Kluft, 1982, 1988b, 1989, 1994; Phillips & Frederick, 1995; Ross & Norton, 1989b). Viele gewichtige Argumente unterstützen die Nutzung von hypnotischen Strategien als Ergänzung der Behandlung der DIS:

1. In klinischen Studien und in Studien, in denen standardisierte Messinstrumente zum Einsatz kamen, konnte wiederholt nachgewiesen werden, dass DIS-Patient(inn)en im Vergleich zu allen anderen klinischen Gruppen (Patient(inn)en mit Schizophrenie, Borderline-Persönlichkeitsstörung, PTBS etc.) und nichtklinischen Kontrollgruppen konsistent die stärkste Hypnotisierbarkeit aufweisen (Frischholz et al., 1992) und dass eine höhere Hypnotisierbarkeit mit dem Eintritt eines therapeutischen Erfolgs positiv korreliert.
2. Hypnotherapeutische Techniken können die übrigen therapeutischen Strategien verstärken. Zudem haben Untersuchungen die klinische Effektivität von Hypnose bei Traumafolgestörungen nachgewiesen (Cardena, Maldonado et al., 2009), und hypnotherapeutische Techniken haben bei der erfolgreichen Behandlung von sehr vielen DIS-Patient(inn)en eine große Rolle gespielt (R. P. Kluft, 1984, 1986b, 1993a, 1994).
3. Da Hypnose auch in Form von spontaner Trance, Autohypnose oder Heterohypnose (Trance, die von einer anderen Person herbeigeführt wird [Spiegel & Spiegel, 1978, 2004]) auftritt, findet irgendeine Form der Hypnose bei dieser relativ leicht hypnotisierbaren Patientengruppe während der Behandlung ohnehin statt. Denn dissoziative Patient(inn)en setzen häufiger als andere Menschen, wenngleich in der Regel unbeabsichtigt, fast automatisch und in unstrukturierter Art und Weise selbsthypnotische Mechanismen ein. Daran kann man anknüpfen und den Patient(inn)en relativ leicht hypnotherapeutische Techniken als konstruktive Bewältigungsstrategien vermitteln, sodass sie in der Folge ein gewisses Maß an Kontrolle über spontane selbsthypnotische Mechanismen erhalten und gleichzeitig besser in der Lage sind, belastende Symptome abzumildern und mehr Selbstfürsorge zu erlernen.

Dissoziative Patient(inn)en setzen fast automatisch selbsthypnotische Mechanismen ein. Daran anknüpfend, kann man ihnen relativ leicht hypnotherapeutische Techniken als konstruktive Bewältigungsstrategien vermitteln.

Hypnotherapeutische Techniken, die die autohypnotischen Fähigkeiten von DIS-Patient(inn)en nutzen, egal ob sie nun mit expliziter Trance oder eher mit indirekten Suggestionen arbeiten, liefern einen wertvollen Beitrag für die Behandlung der DIS (R.P. Kluft, 1982, 1988b, 1989, 1994; Phillips & Frederick, 1995)[48]. Diese Techniken ermöglichen es, auch dann den therapeutisch gewünschten Kontakt zu Persönlichkeitszuständen mit guter Alltagsfunktionalität herzustellen, wenn sich kindliche, desorientierte oder dysfunktionale Anteile im Vordergrund befinden und womöglich am Ende einer Therapiesitzung »feststecken«. Rekonfiguration, eine verwandte Technik, hilft dabei, das Persönlichkeitssystem im Falle eines dysfunktionalen Ungleichgewichts »neu anzuordnen«, indem verschiedene Anteile gebeten oder auch aufgefordert werden, wichtige Rollen in einer sichereren und stabileren Konstellation einzunehmen.

Andere hypnotherapeutische Techniken sind entwickelt worden, um Flashbacks zu beenden, Kontrolle über Abreaktionen und traumatische Erinnerungen zu erlangen, Affekte besser zu regulieren, stark belastende psychische und somatoforme Symptome zu erforschen und abzumildern, verstörte und verzweifelte Anteile imaginativ an Orte zu bringen, die außerhalb der momentanen Aufmerksamkeit liegen, und hierdurch Leistungsfähigkeit und Sicherheit zu bewahren, um Anteile zu beruhigen und zwischen den Sitzungen »schlafen« zu lassen; ebenso ist es mithilfe solcher Techniken möglich, Anteile zu ermutigen, untereinander konstruktiv zu kommunizieren und sich aufeinander einzulassen (z.B. Frasers Technik des dissoziativen runden Tisches [»Innere Konferenz«, 2004] und zur Förderung einer Integration einzelner Anteile, z.B. Fusionsrituale). Während der Phase 2 (Traumaverarbeitung) können hypnotische Techniken wie die Imagination von Erinnerungen auf einem mehr oder weniger entfernt imaginierten und kontrollierbaren Bildschirm (»Screen-Technik«) helfen, die traumatischen Affekte, die mit der Erinnerung einhergehen, zu regulieren. »Teilbildschirm«-Techniken

48 Vgl. auch Revenstorf & Peter (2009) sowie Huber (2011) und Reddemann (2011).

(»Split-Screen-Technik«[49]) können die kognitive Umstrukturierung von traumatischen Ereignissen unterstützen. Zudem kann die dosierte Nutzung von Regressionstechniken (unter Beachtung der Wechselhaftigkeit von Erinnerungen) bei der Sichtung früherer Ereignisse hilfreich sein. In Phase 3 (Integration und Rehabilitation) können Hypnosetechniken zur Festigung eines besser an Alltagsbelastungen angepassten Selbstbilds in der Gegenwart und Zukunft beitragen. Dies kann im Sinne einer hypnoimaginativen Exposition durch imaginatives Durchleben von möglichen zukünftigen Ereignissen (Zukunftsprogression) erfolgen, u.a. mit dem Ziel, in schwierigen Situationen auf günstige Handlungsoptionen zugreifen zu können und so Rückfälle zu vermeiden (Cardena, Maldonado et al., 2009).

Die autohypnotischen Fähigkeiten – dies ist im Grunde die Fähigkeit zur Dissoziation – von DIS Patient(inn)en ermöglichen es häufig, Hypnose während der Behandlung einzusetzen, ohne explizit eine formale Trance zu induzieren. Zusätzlich können die Patient(inn)en lernen, zumindest einige dieser Techniken auch außerhalb des Behandlungsraumes zu nutzen. In Phase 1 der Behandlung können hypnotherapeutische Techniken hilfreich sein, um Entspannung einzuleiten und der Patientin Selbstberuhigung zu ermöglichen. Dies lässt sich beispielsweise durchführen, indem ein innerer sicherer Ort erschaffen und aufgesucht wird, um mit Hilfe von selbstwertstärkenden Suggestionen verschiedene Symptome, wie dysphorische Stimmungen, zu lindern. Generell werden so bessere Bewältigungsstrategien bereitgestellt und zum Teil neue Fähigkeiten erschaffen. Eine spezielle Möglichkeit besteht auch darin, sich durch Aktiv-Wach-Hypnose in der Gegenwart zu verankern (»Grounding«; z.B. »5-4-3-2-1-Übung« nach Betty Erickson) u.v.m. Im weiteren Therapieverlauf können zusätzliche (autosuggestive) Techniken

---

49 Bei der Split-Screen-Technik wird der Patient gebeten, die Repräsentation einer inneren Ressource zu imaginieren und daneben ebenfalls die Repräsentation der belastenden Erfahrung. Diese beiden Vorstellungen werden wie zwei nebeneinanderliegende Fotos innerlich betrachtet. Unter Augenbewegungen verlieren die belastenden Vorstellungen an Heftigkeit; siehe Martinez (1991).

erlernt werden, die beispielsweise helfen, traumatische Erinnerungen zu begrenzen und zu distanzieren, oder solche, die den verschiedenen inneren Persönlichkeitszuständen einen besseren Austausch über alltägliche Fragen und Problemlösungen ermöglichen (z.B. »Innere Konferenz«).

Wünschenswert ist, dass Therapeut(inn)en ausführlich über die anhaltenden Kontroversen zum Einsatz von Hypnose in der Traumabehandlung, zu Erinnerungsphänomenen während einer Traumatherapie und zur Ätiologie der DIS informiert sind (Brown et al., 1998). Experten, die den Einsatz von Hypnose in diesem Indikationsbereich befürworten, weisen darauf hin, dass Erinnerungen, die unter Hypnose (wieder)erlangt wurden, später extern bestätigt worden sind (R.P. Kluft, 1995). Gleichwohl dient der Einsatz in erster Linie dem therapeutischen Fortschritt, der durch Hypnose erreicht wird. Gegner argumentieren, dass Situationen und Begebenheiten, die unter Hypnose (wieder)erinnert werden, das Risiko beinhalten, Phantasien als reale Erinnerungen fehleinzuschätzen. Allerdings ist es wahrscheinlich, dass die klinisch ungünstigen Verläufe, die der Hypnose zugeschrieben werden, eher auf Zweckentfremdungen oder Fehlanwendungen zurückzuführen sind als auf die Methode der klinischen Hypnose selbst. Klinische Untersuchungen fanden sogar Hinweise dafür, dass irreführende und/oder suggestive Fragen eher Erinnerungsverzerrungen hervorrufen, als die Anwendung der Hypnose selbst (Scoboria et al., 2006), offensichtlich vor allem in Gruppen mit hoher Suggestibilität (McConkey, 1992). Wie alle anderen Maßnahmen auch sollte Hypnose nur von Therapeut(inn)en eingesetzt werden, die über eine solide Ausbildung in klinischer Hypnose verfügen und zudem über deren spezielle Anwendung bei Patient(inn)en mit Traumafolgestörungen Bescheid wissen.

Neben der hohen Suggestibilität und Hypnotisierbarkeit wurde den DIS-Patient(inn)en von manchen Autor(inn)en eine besonders rege Phantasietätigkeit zugeschrieben (Lynn et al., 1988). Auf eine Minderheit mag dies zutreffen; allerdings weisen neuere Studien darauf hin, dass die Phantasiefähigkeit der meisten DIS-Patient(inn)en im Durchschnitt liegt (Williams et al., 2004). Dennoch bleiben die Bedenken bestehen, dass manche DIS-Patient(inn)en – unabhängig vom Einsatz von Hypnose – dazu neigen, Phantasie und reale Erinnerung durcheinanderzubringen und/oder interne Erlebnisse einzelner Persönlichkeitszustände mit Ereignissen, die in der äußeren Realität stattgefunden haben, zu verwechseln (R.P. Kluft, 1998). Deshalb sollten Therapeut(inn)en, die Hypnose zur Erforschung von Erinnerungen einsetzen möchten, darauf achten, keine Suggestivfragen zu stellen, und zudem potenziell erinnerungsverzerrende Vorschläge oder Hinweise vermeiden. Hypnose kann – im Sinne einer Selbstsuggestion – bei Patient(inn)en durchaus zu einem nicht gerechtfertigten Evidenzgefühl, also zu der Annahme führen, es handele sich um reale Erinnerungen. Allerdings gibt es Hinweise darauf, dass bei Patient(inn)en, die diesbezüglich spezifisch aufgeklärt werden und entsprechend einwilligen, ein solch unangemessenes Evidenzgefühl seltener vorkommt und diese Patient(inn)en sich ihre kritische Selbstreflexion erhalten (vgl. Cardena, Maldonado et al., 2009).

Therapeut(inn)en, die Hypnose oder andere spezialisierte Techniken anwenden, sollten die Patient(inn)en sowohl über die Vorteile als auch über potenzielle Risiken, Grenzen und aktuelle Kontroversen aufklären und sich eine Einwilligung zur jeweiligen Behandlungstechnik geben lassen. Diese Aufklärung und entsprechende Einwilligung sollte auch juristische Aspekte beinhalten, die möglicherweise Einfluss auf die Therapie haben könnten. Dies betrifft vor allem den Hinweis, dass Themen, die unter Hypnose vorgebracht bzw. erinnert werden, in gerichtlichen Auseinandersetzungen keine Beweiskraft besitzen (American Society of Clinical Hypnosis, 1994).

Eye Movement Desensitization and Reprocessing (EMDR)

Die EMDR-Methode wurde 1989 entwickelt und ist u.a. dafür bekannt geworden, dass sie eine rasche Auflösung traumatischer Erinnerungen bei unkomplizierter PTBS (Shapiro, 1989) ermöglicht. Allerdings führte die frühe Anwendung von Standard-EMDR bei

Patient(inn)en mit einer unerkannten DIS zu schwerwiegenden klinischen Problemen wie unbeabsichtigten Verletzungen dissoziativer Schranken, zu Affektüberflutung, dem abrupten Auftauchen von nicht diagnostizierten Persönlichkeitszuständen und einer raschen Destabilisierung (Lazrove & Fine, 1996; Paulsen, 1995; Shapiro, 1995; Young, 1994). Infolgedessen werden Psychotherapeut(inn) en nun nachdrücklich angehalten, alle Patient(inn)en, unabhängig vom präsentierten Symptom, auf die Anwesenheit und Ausprägung von Dissoziation zu untersuchen, bevor die EMDR-Methode durchgeführt wird. Außerdem herrscht die aktuelle Expertenmeinung, dass das Standard-EMDR-Protokoll für die sichere und effektive Anwendung bei DIS modifiziert werden muss (Beere, 2009; Fine, 2009; Forgash & Knipe, 2008; Gelinas, 2003; Paulsen, 2008; Twombly, 2005; Van der Hart et al., 2006)[50].

Modifiziertes EMDR – eingebettet in ein umfassendes Behandlungskonzept – kann eine hilfreiche Ergänzung in der Behandlung der DIS sein.

EMDR besitzt viele mögliche Vorteile für die Behandlung der DIS. Dazu gehört ein konsequentes Behandlungsmanual mit Interventionen, um auf Traumatisierung begründete Verzerrungen des Selbstbildes bzw. der Selbstwahrnehmung zu verändern, um assoziative Verknüpfungen zu Material zu verstärken, das Anpassung ermöglicht, und um die Integration von prozessiertem Traumamaterial in andere Persönlichkeitszustände zu erleichtern (Fine, 2009; Gelinas, 2003; Twombly, 2005). EMDR verbessert auch die Entwicklung von neuen Verhaltensweisen durch das Prozessieren von früheren traumatischen Erfahrungen und ihren aktuellen Auslösern, um dann die Entwicklung neuer Muster für erwünschte Fähigkeiten oder Verhaltensweisen zu ermöglichen.

Die Expertenempfehlungen »A General Guide to EMDR's Use in the Dissociative Disorders« (erstellt von der EMDR Dissociative Dis-

50 Siehe Hofmann, 2014; Hofmann & Mattheß, 2011.

orders Task Force und publiziert in Shapiro [1995, 2001]) geben eine wichtige Orientierung. Sie empfehlen, dass EMDR im Rahmen eines umfassenden Behandlungskonzeptes anstatt als alleinige Behandlungsmethode angewendet werden soll. Wenn eine dissoziative Störung vorliegt, sollten nur Psychotherapeut(inn)en, die mit der Behandlung von dissoziativen Störungen vertraut sind, die EMDR-Methode anwenden – und dies auch nur dann, wenn die Bereitschaft der Patientin für das Verarbeiten von traumatischem Material durch EMDR geprüft worden ist. Das Prozessieren mit EMDR ist nur dann zu empfehlen, wenn die Patientin im Allgemeinen stabil ist, über angemessene Bewältigungsstrategien verfügt, ausreichende innere Kooperation zwischen den Persönlichkeitszuständen aufweist und die Fähigkeit besitzt, einen zweifachen Fokus der Aufmerksamkeit beizubehalten, der für die EMDR-Methode notwendig ist (Forgash & Knipe, 2008; Gelinas, 2003; Lazrove & Fine, 1996; Paulsen, 1995; Twombly, 2005). Fortdauernde missbrauchende Beziehung(en), starker Widerstand von Persönlichkeitszuständen gegen das Verarbeiten und schwerwiegende komorbide Diagnosen, wie z.B. Psychosen, aktiver Suchtmittelmissbrauch oder schwere Persönlichkeitspathologien, sprechen gegen eine Anwendung von EMDR.

Modifiziertes EMDR kann eine hilfreiche Ergänzung in der Behandlung der DIS sein. Paulsen (1995), Lazrove und Fine (1996) und Twombly (2000) stellten Konzepte vor, wie EMDR für die Behandlung von dissoziativen Störungen eingesetzt werden könnte. Fine und Berkowitz (2001) stellten ein innovatives, phasenorientiertes Modell vor, das die hohe Hypnotisierbarkeit der DIS-Patient(inn)en nutzt, um hypnotherapeutische und modifizierte EMDR-Techniken im Wechsel anzuwenden. Dies erlaubt ein sicheres Prozessieren und Integrieren von traumatischem Material, während die Patientin wiederholt restabilisiert wird. Modifiziertes EMDR, das in den gesamten phasenorientierten Behandlungsrahmen eingebettet ist, kann genutzt werden, wann und wo es angemessen erscheint, an spezifischem traumatischem Material zu arbeiten, mit der Möglichkeit, das Risiko einer verfrühten Exposition mit und Überaktivierung von traumatischen Erinnerungen zu reduzieren (Fine & Berkowitz, 2001; Forgash & Knipe, 2008; Gelinas, 2003; Paulsen, 2008; Twombly, 2005). Das Trainingsmanual des EMDR-Instituts (EMDR Institute Training Manual; Shapiro, 2009) enthält verschiedene EMDR-Interventionen für die drei Phasen der phasenorientierten Herangehensweise.

Psychotherapeut(inn)en haben EMDR-Interventionen zur Symptomreduktion und zum Containment, zur Ich-Stärkung sowie zur Arbeit mit Persönlichkeitszuständen übernommen und – wenn angebracht – auch zum Aushandeln von Zustimmung sowie der Vorbereitung der Persönlichkeitszustände auf das Verarbeiten von traumatischen Erinnerungen mit modifiziertem EMDR. Zu den verschiedenen Interventionen gehören folgende Punkte: die Arbeit mit Persönlichkeitszuständen und das Lösen von Problemen während des Verarbeitens (Fine & Berkowitz, 2001; Forgash & Knipe, 2008; Gelinas, 2003, 2009; Paulsen, 2008, 2009; Twombly & Schwarz, 2008); die Nutzung von Korns und Leeds' (2002) »Resource Development and Installation« (Gelinas, 2003); Protokolle zur Wiederherstellung der Orientierung auf die Gegenwart und Sicherheit (Knipe, 2009; Twombly, 2009a, 2009b); Integration von Hypnosetechniken in EMDR-Protokolle, um Stabilisierung aufrechtzuerhalten (Fine & Berkowitz, 2001; Twombly, 2000, 2005); die Anwendung von EMDR für die Arbeit mit »sicheren Orten«; die Entwicklung von Affekt- und Wahrnehmungstoleranz und die Anwendung von EMDR für die innere Kooperation zwischen Persönlichkeitszuständen. Die Bewältigungsstrategien, die durch diese Interventionen erlangt worden sind, werden zunächst genutzt, um zur Stabilisierung beizutragen, nützen aber letztendlich auch im Umgang mit der Verarbeitung von besonders beängstigenden traumatischen Erinnerungen (Fine & Berkowitz, 2001; Paulsen, 1995; Twombly, 2005).

Bei der Anwendung von EMDR bei DIS-Patient(inn)en ist es entscheidend, das Risiko, dissoziative Schranken zu verletzen und Überflutung zu verursachen, möglichst gering zu halten, denn, wie van der Hart et al. (2006) bemerken, »... das Risiko, das der Anwendung von EMDR bei chronisch traumatisierten Individuen anhaftet, ist, dass es oft zu viel traumatisches Material zu schnell reaktiviert«

(S. 327). Anders als beim sonst gängigen EMDR-Verfahren wird vom assoziativen Prozessieren (d. h. das Zulassen von Prozessieren über Affektbrücken zu assoziierten Erinnerungen) bei DIS-Patient(inn)en abgeraten, um die Menge des Materials und seine Intensität auf einer Stufe zu halten, die zu bewältigen ist (Fine & Berkowitz, 2001; Lazrove & Fine, 1996; Paulsen, 1995; Twombly, 2005). Stattdessen sollte die angestrebte Erinnerung verfahrenstechnisch so weit wie möglich isoliert werden. Zur Modulation der Intensität von EMDR wurden verschiedene Techniken entwickelt, wie fraktionierte Abreaktion und serielle Desensibilisierung.[51] Letztgenannte beinhaltet das Prozessieren der verschiedenen Elemente einer Erinnerung, die in getrennten Selbstzuständen vorliegen (Fine & Berkowitz, 2001; Lazrove & Fine, 1996; Paulsen, 2008; Rouanzoin, 2007).

Andere schützende Modifikationen von EMDR für DIS umfassen die Geschwindigkeit und Art der bilateralen Stimulation (BS; engl. alternating bilateral stimulation, ABS) bei hochdissoziativen Patient(inn)en. Nach Ansicht vieler Psychotherapeut(inn)en wird die Anwendung von kürzeren BS-Sets (Lazrove & Fine, 1996; Paulsen, 1995; Wesselman, 2000) sowie von akustischen oder taktilen bilateralen Stimulationen von dissoziativen Patient(inn)en besser toleriert als Augenbewegungen (Bergmann, 2008; Forgash & Knipe, 2008). Längere Sitzungen können notwendig sein, nicht um die Patient(inn)en einer größeren Menge an traumatischem Material auszusetzen, sondern um ihnen zu erlauben, Material in einer Geschwindigkeit zu verarbeiten und zu integrieren, die sie tolerieren können, und um die Patient(inn)en vor Ende der Sitzung zu restabilisieren (Van der Hart et al., 2006).

Psychotherapeut(inn)en sollte bewusst sein, dass das Verarbeiten einer Erinnerung für DIS-Patient(inn)en in den meisten EMDR-Sitzungen unvollständig bleibt. Die Notwendigkeit, auf Kernerinnerungen zurückzukommen und diese erneut zu verarbeiten, kann entweder den natürlichen nächsten Schritt eines zu bearbeitenden Erinnerungsfragments darstellen oder auch die neu entwickelte

51 siehe auch Kluft 2014

Fähigkeit der Patientin, vorher unerträgliche Erinnerungen zu verarbeiten und zu integrieren – eine Fähigkeit, die *aufgrund* der bis zu diesem Zeitpunkt geleisteten Therapiearbeit erreicht wurde.

Expressive Therapien und rehabilitative Behandlungsmethoden

Expressive Therapien und rehabilitative Behandlungsmethoden bilden häufig einen integralen Bestandteil stationärer, teilstationärer und ambulanter Behandlungen für Patient(inn)en mit DIS (Jacobsen, 1994; E. S. Kluft, 1993). Therapien wie die Kunst-, Garten- (engl. horticulture therapy), Musik-, Bewegungs-, Ergo- und Poesietherapie sowie das Tagebuch-Schreiben, Psychodrama und therapeutische Freizeitbeschäftigungen bieten der Patientin spezielle Möglichkeiten, um ein breites Spektrum an Behandlungsanliegen in einem strukturierten und unterstützenden Umfeld zu bearbeiten.

Die kreativen oder expressiven Therapien können in Einzel- oder Gruppensettings stattfinden. Jede Therapieform bietet unterschiedliche Möglichkeiten, um tiefer liegende Gedanken und Gefühle sicher zu kommunizieren. Die nonverbalen Prozesse und Produkte (d.h. Kunstwerke, musikalischer Ausdruck, Bewegungssequenzen, Schriftstücke usw.) können in Form von optischen/schriftlichen Aufzeichnungen als Erfahrungen des internen Systems von Persönlichkeitszuständen betrachtet und zu jedem Behandlungszeitpunkt untersucht werden. Da wichtige Informationen über aktuelle Stressoren, Auslöser, Sicherheitsfragen, frühere traumatische Erlebnisse und Bewältigungsstrategien oft nonverbal ausgedrückt werden – lange bevor sie verbalisiert werden können –, sind expressive Therapien für den Heilungsprozess besonders förderlich. Anschließende Diskussionen über die Kunstwerke, Schriftstücke, Musik usw. können dazu genutzt werden, auf vielfältige Behandlungsziele hinzuarbeiten. In Verbindung mit verbalen Assoziationen überbrücken nonverbale psychotherapeutische Herangehensweisen Lücken in der Kommunikation zwischen getrennten Persönlichkeitszuständen genauso wie zwischen der inneren Welt der Patientin und der externen Realität.

Zusätzlich ermöglichen expressive Therapien in Einzel- und Gruppenbehandlung auch eine verbesserte Konzentration, realitätsbezogenes Denken, interne Organisation und Kooperation, Problemlösungsfähigkeiten und die Nutzung von Containment-Techniken. Kreative Therapien können Einsicht, Sublimierung von Wut und anderen intensiven Gefühlen und das Durcharbeiten von traumatischen Erlebnissen fördern sowie unterstützend beim Erreichen des Behandlungsziels der Integration wirken. Viele Psychotherapeut(inn)en empfinden die Zeichnungen und Tagebucheintragungen der Patient(inn)en als nützlich für die fortlaufende Behandlung – auch zur Klärung diagnostischer Fragen. Die Diagnostic Drawing Series (DDS), die von Cohen et al. (1994) erstellt wurden, sind standardisierte künstlerische Beurteilungsskalen, die oft in der Differenzialdiagnose von DIS eingesetzt werden. Ihre Spezifität in der Nutzung bei dissoziativen Patient(inn)en ist ebenfalls dokumentiert worden (Mills & Cohen, 1993).

Rehabilitative Behandlungsmethoden wie Ergo- oder Arbeitstherapie, Gartentherapie und therapeutische Freizeitbeschäftigungen sind besonders hilfreich für die Verbesserung der allgemeinen Leistungsfähigkeit von Patient(inn)en mit DIS. Durch fortlaufende Beurteilungen des Funktionsniveaus und die Bereitstellung von strukturierten, realitätsbasierten Tätigkeiten/Aufgaben wird die Fähigkeit der Patientin dokumentiert, Aktivitäten auf beständige, altersangemessene Art und Weise auszuführen. Einschätzungen von Ergo- und Arbeitstherapie können auch zum Ausdruck bringen, inwieweit das tägliche Leben, die persönliche Hygiene, die Vorbereitung von Mahlzeiten, der Umgang mit Geld, Arbeit, Schule, Freizeit bzw. unstrukturierter Zeit und das Sozialleben von dissoziativen Symptomen negativ beeinflusst werden.

Therapeut(inn)en, die expressive Therapien oder rehabilitative Behandlungen durchführen und im stationären, teilstationären oder ambulanten Setting arbeiten, verfügen normalerweise über einen qualifizierten Abschluss (Diplom, Bachelor, Master, Promotion) in staatlich anerkannten Berufen; sie können auch eine Zulassung als Heilpraktiker(in) besitzen. Obwohl Patient(inn)en Kunstwerke in die Sitzungen mitbringen und/oder Psychotherapeuten das Erstellen von Kunst gelegentlich als Teil eines Therapieauftrags anregen können, sollte die formale Durchführung von expressiven Therapien und rehabilitativen Behandlungsmethoden in den Händen von qualifizierten Therapeuten mit einem entsprechenden Berufsabschluss liegen.

Sensumotorische Psychotherapie

Die Therapie der DIS ist durch die große Vielfalt von Störungen der Sinneseindrücke, Wahrnehmung, autonomen Regulation und Bewegung kompliziert. Sensumotorische Psychotherapie vereint Techniken der traditionellen Gesprächspsychotherapie mit körperzentrierten Interventionen, die direkt die neurobiologischen und somatoformen dissoziativen Symptome des Traumas bearbeiten (Ogden et al., 2006)[52]. Direkte körperliche Interventionen unterstützen die Patientin, ihre Fähigkeiten zurückzugewinnen und fehlregulierte Körperzustände, die zur Dissoziation beitragen, zu regulieren. Weil der Körper des Menschen ein von allen Persönlichkeitszuständen geteiltes Ganzes darstellt, ist die sensumotorische Psychotherapie von Natur aus integrierend und vermeidet eine iatrogene Verschlechterung der Dissoziation der Persönlichkeit. Die aufmerksame Wahrnehmung der Bewegung und Sinneseindrücke des Körpers kann die Psychotherapeutin sowohl über frühere Traumata als auch über physische Haltungen, Gesten und Ausdrucksweisen aufklären, die für jeden Persönlichkeitszustand charakteristisch sind, um diese Muster ggf. verändern und infrage stellen zu können. Da somatische und physiologische Veränderungen oft die ersten Anzeichen eines Wechsels von Persönlichkeitszuständen darstellen, können sensumotorische Interventionen, die die Patientin auf diese Anzeichen aufmerksam machen, ihr dazu verhelfen, Kontrolle über die Wechsel zu erlangen. Um die sensumotorische Psychotherapie in einer phasenorientierten Traumabehandlung für DIS anzuwenden,

52 Deutsche Übersetzung Ogden et al. (2011)

ist ein Verständnis dafür erforderlich, wie in jeder Behandlungsphase auf Körperebene interveniert werden kann: die Vermittlung somatischer Fertigkeiten (Skills), um in Phase 1 Stabilität und Symptomreduktion zu ermöglichen, das Schützen der Gesamtstabilität der Patientin während der Arbeit an der Fertigstellung von Abläufen und der Integration traumatischer Erinnerungen in Phase 2 und das Erlernen von physischen Aktivitäten, die die weitere Integration und Anpassung an ein normales Leben fördern in Phase 3. Wenn die Anwendung von »gerichteter Aufmerksamkeit« (engl. directed mindfulness) unterstützt wird, kann sensumotorische Psychotherapie die Wiederherstellung eines »inneren Zeugen« ermöglichen und so der Patientin dabei helfen, die gegenwärtigen Charakteristika der Persönlichkeitszustände zu identifizieren. Im Gegensatz zu anderen körperzentrierten Therapien beinhaltet die sensumotorische Psychotherapie die Anwendung von körperlicher Berührung lediglich als Option – nicht als notwendige Anwendung –, wodurch sie für dissoziative Patient(inn)en geeignet und leichter in traditionelle psychotherapeutische Modelle integrierbar ist. Trotzdem muss diese Herangehensweise vorsichtig eingeführt und in den Behandlungsverlauf eingeplant werden, da viele DIS-Patient(inn)en extreme Phobien in Bezug auf ihren Körper und Körperkontakt haben. Therapeuten sollten im phasenorientierten Modell der DIS-Behandlung versiert sein, bevor sie in Erwägung ziehen, sensumotorische therapeutische Interventionen anzuwenden.

Elektrokrampftherapie (EKT)

Die EKT hat sich nicht als effektive oder angemessene Behandlungsmethode für dissoziative Störungen herausgestellt; sie kann allerdings zur Linderung von komorbiden therapierefraktären Depressionen, die die DIS überlagern, nützlich sein (Bowman & Coons, 1992; De Battista et al., 1998). Diese sogenannte »Double Depression« beschreibt eine schwere depressive Episode, die von einer chronischen depressiven Grundstimmung überlagert wird (Klein et al., 1988). Bei einer Double Depression und DIS machen Symptome von Schwermut und/oder echte psychotische Züge es wahrscheinlicher, dass sie auf die EKT ansprechen. Wie andere Patient(inn)en, die mit EKT behandelt wurden, berichtet eine Untergruppe von DIS-Patient(inn)en von einem bedeutenden permanenten Verlust der autobiografischen Erinnerung und von anhaltenden Beeinträchtigungen des Gedächtnisses nach der Therapie, die zur chronischen komplexen dissoziativen Amnesie hinzukommen (und schwer von dieser zu unterscheiden sind). Aufklärung und Einwilligung zur EKT sollten zusätzlich zur normalen Aufklärung und Einwilligung auf diese Zusammenhänge eingehen.

Pharmakologisch gestützte Gespräche[53]

Vor der Entwicklung von klinischen und psychometrischen Untersuchungsinstrumenten wurden hypnose- oder medikamentengestützte Interviews – meist unter Verwendung von Amobarbital (Amytal®) – zur Diagnose und Behandlung von DIS eingesetzt, ebenso zur Differenzialdiagnose und Behandlung von akuten Konversionsstörungen, generalisierter dissoziativer Amnesie und anderen Störungen (Naples & Hackett, 1978).[54] Allerdings ist die Einnahme von Amobarbital und ähnlichen Medikamenten für einige Patient(inn)en möglicherweise riskant. Nebenwirkungen in Form von Atemdepression, Sedierung, Blutdruckabfall, Verlust der Koordination und allergischen Reaktionen können auftreten. In den USA werden pharmakologisch gestützte Interviews nach aktuellen Standards der Joint Commission on Accreditation of Healthcare Organizations (JCAHO)[55] als »bewusste Betäubung« bewertet. Deshalb können diese Verfahren nur in einem stationären Setting mit den erforderlichen Überwachungs- und Sicherheitsstandards einer anästhesiologischen Abteilung durchgeführt werden. In anderen Ländern

---

53 In Deutschland ist eine solche Behandlung nicht üblich.

54 Dieses Medikament wird im deutschsprachigen Raum nicht eingesetzt und ist auch nicht (mehr) im Handel.

55 Gemeinnützige Kommission zur Akkreditierung von Organisationen und Programmen im Gesundheitswesen in den Vereinigten Staaten.

mögen davon abweichende behördliche Regelungen gelten; allerdings sind diese Verfahren außerhalb der USA ungewöhnlich. Deshalb werden aktuell pharmakologisch gestützte Interviews selten in der Therapie und Behandlung von DIS durchgeführt.

KAPITEL 5

Expertenempfehlung für die Behandlung der Dissoziativen Identitätsstörung (DIS) bei Erwachsenen

Spezielle Behandlungsfragen

Aufklärungsplicht und Einwilligung

Therapeut(inn)en sollten sich der ethischen, rechtlichen und klinischen Fragen bewusst sein, die nach erfolgter Aufklärung mit der Einwilligung (engl. informed consent) zur Behandlung psychischer Erkrankungen allgemein und mit der Behandlung von DIS im Speziellen zusammenhängen. Dabei sollte darauf geachtet werden, dieses Einverständnis den vorherrschenden Behandlungsstandards entsprechend einzuholen (Brown et al., 1997; Courtois, 1999; Gutheil & Applebaum, 2000).

Darüber hinaus sollten sich Therapeut(inn)en auch zu spezifischen Fragen weiterbilden, die aufgrund aktueller Kontroversen um die Traumabehandlungen verstärkt von Belang sind, und erwägen, diese Punkte bereits am Anfang der Behandlung mit der Patientin zu erörtern. Patient(inn)en könnten besorgt sein und sich enttäuscht oder sogar betrogen fühlen, wenn sie das erste Mal aus den Medien, in der Schule, in Gesundheitseinrichtungen oder von Skeptikern, denen sie im Alltag begegnen, von den Auseinandersetzungen erfahren.

Diese kontroversen Themen beinhalten die traumatische versus die »soziokognitive« Ätiologie von DIS, die Debatte über das Vorkommen von verzögert auftretenden Erinnerungen traumatischer

Erfahrungen, die Möglichkeit, dass die Therapie konfabulierte »Erinnerungen« von nicht stattgefundenen Ereignissen hervorrufen kann, die potenziellen Verzerrungen und Unsicherheiten bezüglich Erinnerungen, die unter Hypnose entdeckt wurden, und Regression und erhöhte Abhängigkeit während der Behandlung. Selbst eine korrekt ausgeführte Behandlung einer DIS kann vorübergehende Regressionen hervorrufen, während derer die Patient(inn)en um Verständnis ringen in Bezug auf ihre Symptome, ihre Einschränkungen und Grenzen in der Behandlung, auf Beziehungsprobleme sowie traumaassoziierte Erinnerungen und Emotionen. Erfahrene Therapeut(inn)en informieren den Patienten über diese mögliche Reaktion, bevor sie die erinnerten Traumata bearbeiten. Hier kann der Therapeut Strategien entwickeln, die dem Patienten helfen, diese vorübergehende Regression hinsichtlich Dauer und Schwere zu begrenzen, und ihm dadurch ein Gefühl von erhöhter Kontrolle während der Therapie vermitteln. Es ist belegt, dass ein sorgfältiges Einholen der Einwilligung und die Aufklärung über die bestehenden Kontroversen hinsichtlich der Verlässlichkeit von Erinnerungen, die im Rahmen einer Hypnose oder Traumatherapie auftauchen, die Patient(inn)en darin unterstützen, die auftretenden Erinnerungen einzuordnen und nicht anders zu behandeln als Erinnerungen, die unter anderen Umständen auftreten (Cardena, Maldonado et al., 2009).

Therapeutischer Rahmen und therapeutische Grenzsetzung bei DIS-Patient(inn)en

Behandlungsrahmen

Opfer von Missbrauch oder Vernachlässigung – einschließlich Personen mit DIS – sind häufig unter Bedingungen aufgewachsen, in denen persönliche Grenzen überschritten wurden. Bei der Therapie dieser Patient(inn)engruppe muss mit hoher Wahrscheinlichkeit davon ausgegangen werden, dass es zu einer Reinszenierung dieser Grenzüberschreitung kommt[56]. Es kann daher nicht oft genug betont

56 siehe hierzu Schleu, 2020

werden, dass Therapeut(inn)en äußerst bedacht und vorsichtig mit Abgrenzungsfragen in der Therapie umgehen müssen. Rollen, Regeln, Erwartungen, Rechte und andere Elemente des Behandlungsrahmens und der therapeutischen Beziehung sind klar zu definieren. Übertragungs- und Gegenübertragungsreaktionen von Patient(inn)en mit DIS und DDNOS sind komplex und wechselnd und müssen genauestens beachtet werden. Die Konsultation von Experten kann helfen, solche Abgrenzungsprobleme im therapeutischen Prozess vorausschauend zu bewältigen. Eine vollständige Diskussion dieser Fragen findet sich an anderer Stelle (vgl. Dalenberg, 2000; Davies & Frawley, 1994; Loewenstein, 1993; Pearlman & Saakvitne, 1995; Wilson & Lindy, 1994). Grenzfragen können in jeder Phase der Behandlung von DIS auftreten; somit sollte auch das Verhandeln darüber je nach Bedarf geschehen. Die meisten Experten stimmen darin überein, dass der/die Patient(in) bereits am Anfang der Behandlung eine klare Aussage über therapeutische Rahmenbedingungen benötigt. Folgende Themen sollten dabei berücksichtigt werden: Länge und Termine der Sitzungen; Kosten und Bezahlungsabsprachen; die Nutzung von Krankenversicherung; Schweigepflicht und ihre Grenzen; die Verfügbarkeit des Therapeuten zwischen den Sitzungen; die jeweiligen Rollen und Verantwortungen von Patient und Therapeut; Bewältigung von Krisen, die zwischen den Sitzungen auftreten; Verfahren, falls eine Krankenhauseinweisung notwendig wird; die Patientenakte und wer darauf Zugriff hat; Körperkontakt zwischen Therapeut und Patient; die Einbeziehung der Familie des Patienten oder anderer wichtiger Bezugspersonen in die Behandlung. Eine vollständige Diskussion dieser Themen ist an anderer Stelle zu finden (Chu, 1998; Courtois, 1999).

Mit krisenhaften Zuspitzungen muss man bei der Behandlung von Patient(inn)en mit DIS rechnen. Deshalb bedarf es – im Idealfall vor Beginn der Behandlung – klarer Informationen über die Verfügbarkeit des Therapeuten und anderer Ressourcen, auf die sie in der Krise zurückgreifen können. In der Regel ist es nicht hilfreich, regelmäßigen bzw. unbegrenzten Telefonkontakt anzubieten – dies kann sogar eine regressive Wirkung haben. Trotzdem ist es manchmal entscheidend, Patient(inn)en im Krisenfall zusätzliche Verfügbarkeit anzubieten, deren Bedingungen im Voraus klar definiert sein sollten. Auch die Vergütung dieser Telefonkontakte sollte, wenn möglich, vorab mit dem Patienten geklärt werden.

Anfragen oder Versuche von DIS-Patient(inn)en, die Parameter (Rahmenbedingungen) der Therapie zu erweitern oder zu verändern, kommen sehr häufig vor und gehen vor allem von »jungen« Persönlichkeitszuständen aus. Der Therapeut muss die Folgen und möglichen Konsequenzen solcher Anfragen sorgfältig abwägen, bevor er die gewohnten, bereits verhandelten therapeutischen Rahmenbedingungen verändert. Erfahrene Therapeut(inn)en achten generell darauf, gleichbleibende Grenzen zu allen Persönlichkeitszuständen einzuhalten, unabhängig von ihrem Entwicklungsalter.

Manchmal werden sich DIS-Patient(inn)en vehement für bestimmte Veränderungen der therapeutischen Grenzen oder des therapeutischen Rahmens einsetzen, diese immer wieder einfordern oder Therapeut(inn)en indirekt unter Druck setzen, diese Veränderungen doch vorzunehmen. Anstatt die Struktur der Behandlung zu ändern, können solche Situationen genutzt werden, um wichtiges klinisches Material zu explorieren.

Beispielsweise kann das Rütteln an Grenzen einen unbewussten Drang zur Reinszenierung von früheren Grenzüberschreitungen durch wichtige Bezugspersonen repräsentieren oder Konflikte zwischen Persönlichkeitszuständen zum Ausdruck bringen, die die Vertrauenswürdigkeit des Therapeuten testen wollen. Es kann aber auch einen Versuch darstellen, die in der Kindheit ungestillten Bedürfnisse zu kompensieren.

Zur gewissenhaften Einhaltung eines sorgfältig begrenzten Behandlungsrahmens sollte die ambulante Behandlung nur im Büro des Therapeuten oder an einem angemessenen Ort im stationären Setting stattfinden. Auch in Krisenzeiten sollten sich Patient(inn)en nicht beim Therapeuten zu Hause aufhalten, genauso wie es weder für den Therapeuten noch dessen Familienmitglieder angebracht ist, laufende Beziehungen mit dem Patienten bzw. seiner Familie zu unterhalten. Die Behandlung findet normalerweise im direkten

Kontakt im Sitzen (Einzelsetting) statt. Die Behandlung im Liegen ist nur nach sorgfältiger Indikationsstellung und ausschließlich bei einem psychoanalytisch[57] ausgebildeten Therapeuten zu empfehlen. Zeitpunkt und Dauer der Sitzungen sollten klar definiert sein und Therapeut(inn)en sollten trotz der Komplexität der Behandlung darauf achten, Sitzungen regelmäßig pünktlich zu beenden.

Es wird dringend davon abgeraten, jegliche persönliche Beziehungen zu DIS-Patient(inn)en und anderen Opfern von Kindesmisshandlung einzugehen, sogar nach Beendigung der Therapie – und selbst dann, wenn es nach ethischem Kodex der professionellen Organisation des Therapeuten und nach lokalen Gesetzen und Regelungen möglich wäre.

Körperkontakt mit Patient(inn)en

Körperkontakt mit Patient(inn)en wird im Allgemeinen nicht als »Behandlungstechnik« empfohlen. Therapeut(inn)en sollten dagegen eher versuchen, die Bedeutung von Wünschen nach einer Umarmung oder einem Handhalten zu verstehen, anstatt reflexartig auf diese Wünsche einzugehen. Techniken der Nachbeelterung (engl. reparenting), wie beispielsweise lange andauerndes Halten, simuliertes Flaschenfüttern oder Stillen usw., sind klinisch unangebrachtes und unzulässiges regressives Verhalten, das nicht den aktuellen Behandlungsstandards entspricht. Sie haben in der Psychotherapie von DIS-Patient(inn)en nichts zu suchen.

Einige Behandelnde sind der Meinung, dass begrenzter Körperkontakt im Rahmen eines intensiven Wiedererlebens einer traumatischen Erfahrung in Phase 2 der Therapie angemessen und zulässig sei, wenn ein Patient stark verstört oder von Erinnerungen überwältigt ist. In einem solchen Fall könne begrenzter Körperkontakt, wie das kurze Halten der Hand oder das Auflegen einer Hand auf den Arm, dem Patienten helfen, mit der gegenwärtigen Realität in Verbindung zu bleiben. Allerdings sollte dies vorher unbedingt spezifisch besprochen und mit dem gesamten System von Persönlich-

---

57 und zudem traumatherapeutisch

keitszuständen diskutiert werden. Andere Therapeuten lehnen selbst solche Art von Körperkontakt ab, da Patient(inn)en die Absicht oder Bedeutung einer Berührung auf der Grundlage vorheriger Traumata oder Verzerrungen, durch intensive Flashbacks oder Erinnerungen an traumatische Erlebnisse, falsch auslegen könnten.

Manche Patient(inn)en wünschen zusätzlich zur Psychotherapie auch Physiotherapie oder andere Arten von »Körperarbeit«. Die Risiken und Vorteile dieser Maßnahme bzw. der Zeitpunkt für diese Entscheidung sollten sorgfältig mit dem Patienten abgewogen und auf mögliche Folgen für das ganze Persönlichkeitssystem überprüft werden. Manche DIS-Patient(inn)en können von diesen körperlichen Interventionen profitieren – vor allem dann, wenn der/die behandelnde Physiotherapeut(in) viel Verständnis für traumatische Erfahrungen aufbringt und vorsichtig mit persönlichen Grenzen umgeht. Bei anderen Patient(inn)en löst es schwere intrusive PTBS-Symptome, Wechsel der Persönlichkeitszustände (engl. switches) und Desorientierung aus, wenn sie während einer Physiotherapie oder anderer Maßnahmen mit Körperkontakt berührt werden.

Selbstverständlich verbietet sich (wie bei allen anderen Patient(inn)en auch) jeglicher sexueller Kontakt mit aktuellen oder früheren DIS-Patient(inn)en aus therapeutischen, ethischen und strafrechtlichen Gründen.

Validität von Patientenerinnerungen an Kindesmissbrauch

DIS-Patient(inn)en beschreiben häufig eine Lebensgeschichte von tiefgreifendem Missbrauch, der in der Kindheit begann. Obwohl viele die Therapie mit einer Erinnerung an einzelne Missbrauchserlebnisse beginnen, entdecken die meisten später weitere, zuvor nicht erinnerte Missbrauchsereignisse und/oder zusätzliche Details von teilweise erinnerten Ereignissen. Solche Entdeckungen von Erinnerungen finden sowohl in als auch außerhalb der Sitzungen statt. Oft gehen neue Entdeckungen von Erinnerungen dem Beginn einer Therapie voraus oder veranlassen diese (Chu et al., 1999). Wiedererlangte Erinnerungen können häufig bestätigt werden, und die

Wahrscheinlichkeit, dass es sich bei ihnen um Konfabulationen handelt, ist nicht größer als bei Erinnerungen, die immer zugänglich gewesen sind (Dalenberg, 1996, 2006; R.P. Kluft, 1995, 1997; Lewis et al., 1997).

Zahlreiche Fachgesellschaften haben Stellungnahmen zu wiedererlangten Erinnerungen an Missbrauch und Misshandlung herausgegeben (American Psychiatric Association, 1993, 2000b; American Psychological Association, 1994, 1996; Australian Psychological Association, 1994; British Psychological Society, 1995)[58]. Diese Stellungnahmen kommen übereinstimmend zu dem Schluss, dass es möglich ist, präzise Erinnerungen an Missbrauchserlebnisse über einen längeren Zeitraum zu vergessen und erst später im Leben wieder zu erinnern (engl. recovered memories). Sie weisen jedoch darauf hin, dass es ebenfalls möglich ist, dass Menschen Pseudoerinnerungen an Missbrauch und Misshandlungen konstruieren. Ohne äußere Bestätigungen für die berichteten Erlebnisse können Therapeut(inn)en nicht wissen, bis zu welchem Grad die von Patient(inn)en beschriebenen Erinnerungen lebensgeschichtlich korrekt sind bzw. inwieweit es sich um Konfabulationen handelt; gleichwohl kann es sehr schwierig sein, externe Belege für bestimmte Erinnerungen an traumatische Kindheitserlebnisse zu erhalten. Wie bei allen Erinnerungen kann es auch bei Missbrauchserinnerungen von Zeit zu Zeit dazu kommen, dass sich Erinnerungen an wahre Ereignisse mit Phantasie, konfabulierten Details, Rationalisierungen der Ereignisse durch den Missbraucher oder Verdichtungen von mehreren Ereignissen vermischen. Eine ausführlichere Darstellung der kontroversen Diskussion um diese Aspekte findet sich in der Fachliteratur (Brown et al., 1998; Courtois, 1999; Dallam, 2002; Freyd, 1996; Pope, 1996).

Eine Therapie profitiert weder davon, dass der Therapeut dem Patienten erzählt, seine Erinnerungen seien wahrscheinlich nicht

58 Siehe auch International Society for Traumatic Stress Studies (ISTSS); deutsche Übersetzung in Sachsse (2004) S. 413–436, sowie Deutschsprachige Gesellschaft für Psychotraumatologie (DeGPT) 2019, »Falsche Erinnerungen«. Siehe hierzu auch Brewin (2017) sowie Schellong et al. (2024)

korrekt, noch davon, dass er ihm mitteilt, sie seien wahr und müssten unbedingt geglaubt werden. Ein Therapeut sollte nicht die Rolle eines Detektivs einnehmen. Wenn Therapeut(inn)en versuchen, die Traumageschichte des Patienten zu beweisen oder zu widerlegen, geraten sie hinsichtlich Ethik, Rahmensetzung und Gegenübertragung in eine bedenkliche Position. Zudem sollte der Therapeut – unabhängig von seiner theoretischen Überzeugung – die Neigung des Patienten in Betracht ziehen, sich der Autorität des Therapeuten in der therapeutischen Beziehung anzupassen. Dies gilt auch für das Hervorbringen von Erinnerungen. Eine respektvolle, neutrale Haltung des Therapeuten verbunden mit der sorgfältigen Vermeidung von suggestiven Gesprächstechniken und begleitet von laufenden Diskussionen sowie Erläuterungen über Erinnerungen an sich scheinen Patient(inn)en die meiste Freiheit zu gewähren, den Wahrheitsgehalt und die Wichtigkeit ihrer Erinnerungen selbst zu bewerten. Auch wenn es nicht Aufgabe des Therapeuten ist, den Wahrheitsgehalt der Erinnerungen ihrer Patient(inn)en zu bestimmen, kann es manchmal therapeutisch sinnvoll sein, die professionelle Meinung zu äußern (Van der Hart & Nijenhuis, 1999). Wenn der Patient beispielsweise eine wohlüberlegte Überzeugung entwickelt hat, dass seine Erinnerungen authentisch sind, kann der Therapeut diese Meinung unterstützen, wenn sie ihm glaubwürdig erscheint und mit der Krankengeschichte und der klinischen Symptomatik übereinstimmt. Wenn im Gegenzug der Therapeut die wohlüberlegte und feste Überzeugung entwickelt hat, dass die Erinnerungen des Patienten nicht authentisch sind, kann es wichtig sein, diese Überzeugung zu äußern und den Patienten z. B. über die »Launen« von Erinnerungen und deren Abruf, die Möglichkeit von wahnhaften Vorstellungen usw. aufzuklären. Die Meinung des Therapeuten sollte dem Patienten nicht auf eine Art und Weise mitgeteilt werden, die eine Diskussion ausschließt oder das Recht des Patienten auf eine abweichende Meinung missachtet.

DIS-Patient(inn)en befinden sich bezüglich ihrer Erinnerungen oft im inneren Konflikt oder sind verunsichert, wobei verschiedene Persönlichkeitszustände unterschiedliche Meinungen vertreten, die von deren Entwicklungsperspektive und Funktion im gesamten Persönlichkeitssystem abhängen. Deshalb ist es für die Therapie am günstigsten, die jeweiligen Persönlichkeitszustände zu ermutigen, ihre Konflikte und abweichenden Meinungen zu erforschen, anstatt sich einem einzelnen Persönlichkeitszustand anzuschließen. Der Therapeut kann den Patienten sowohl über die Eigenheiten von autobiografischer Erinnerung (z. B. dass sie generell als rekonstruktiv und nicht fotografisch angesehen wird) aufklären als auch über die Faktoren, die Erinnerungen verzerren und den Bericht von Erinnerungen beeinflussen können. In den frühen Phasen der Behandlung sollte der Therapeut eine therapeutische Atmosphäre schaffen, die den Patienten dazu ermutigt, mit Erinnerungen nicht voreilig abzuschließen. Er kann darauf hinweisen, dass bestimmte Fragen immer wieder aufgenommen werden können, z. B. nachdem durch fortschreitende Integration dem Patienten der Zugang zu vorher dissoziierten Informationen leichter zugänglich ist und diese damit für ihn klarer zu bewerten sind.

Wiedererlangte Erinnerungen können häufig bestätigt werden, und die Wahrscheinlichkeit, dass es sich bei ihnen um Konfabulationen handelt, ist nicht größer als bei Erinnerungen, die immer zugänglich gewesen sind.

Eine kleine, aber beachtenswerte Untergruppe von DIS-Patient(inn)en berichtet von sadistischem, ausbeutendem, erzwungenem Missbrauch durch organisierte Tätergruppen.

Missbrauch durch organisierte Gruppen

Eine kleine, aber beachtenswerte Untergruppe von DIS-Patient(inn)en berichtet von sadistischem, ausbeutendem, erzwungenem Missbrauch durch organisierte Tätergruppen. Diese Art von Missbrauch quält Menschen durch extreme Kontrolle in der kindlichen Umwelt und geht oft mit Traumatisierung durch mehrere Täter einher. Organisierter Missbrauch kann in Pädophilennetzwerken,

Kinderpornografie- oder Kinderprostitutionsringen, verschiedenen »pseudoreligiösen« Gruppen oder Kulten, Multigenerations-Familiensystemen und Netzwerken, die Menschenhandel oder Prostitution betreiben, stattfinden. Diese Art des systematischen Missbrauchs erstreckt sich auf Aktivitäten, die sexuell pervers, entsetzlich und sadistisch sind. Es kann sein, dass Kinder gezwungen werden, dem Missbrauch anderer beizuwohnen oder sich daran zu beteiligen. Da adäquate elterliche Aufmerksamkeit und Fürsorge vor der Verwicklung in diese Form des Missbrauchs schützen, sind Kinder, die in Heimen oder ähnlichen Institutionen aufwachsen, besonders gefährdet, wiederholtem Missbrauch durch mehrere Täter ausgesetzt zu sein.

Organisierter Missbrauch wird meist als lang andauernd beschrieben, und nicht selten werden Opfer noch während einer therapeutischen Behandlung durch einen oder mehrere primäre Täter missbraucht. Bei dieser Risikogruppe sollte die Möglichkeit in Betracht gezogen werden, dass der Patient aktuell missbraucht wird oder während der Behandlung erneut Kontakt mit den Tätern aufnimmt. Letzteres sollte insbesondere dann berücksichtigt werden, wenn es zu einer unerklärlichen Veränderung in der therapeutischen Beziehung oder ihrer plötzlichen Verschlechterung kommt.

Opfer von organisiertem Missbrauch, insbesondere bei fortdauernden missbrauchenden Handlungen, sind oft die am stärksten traumatisierte dissoziative Patientengruppe. Sie sind am anfälligsten für selbstverletzendes Verhalten und ernsthafte Suizidversuche. Häufig bestehen stark ambivalente Bindungen zu primären Tätern und meist zeigen sie komplexe Formen von DIS. Bei manchen dieser schwer traumatisierten Patient(inn)en tritt zunächst eine ausgeprägte Amnesie für einen Großteil ihrer Vergangenheit auf, und die Geschichte des organisierten Missbrauchs offenbart sich erst im weiteren Verlauf der Behandlung.

Hinsichtlich des Ursprungs von Patientenberichten über scheinbar bizarre Missbrauchserlebnisse (beispielsweise Verwicklungen in okkultistische Praktiken oder satanistischen »rituellen« Missbrauch und Experimente zur Gedankenkontrolle, die von der Regierung verdeckt gesponsert werden) sind die Meinungen im Feld geteilt.

Eine Reihe von Therapeuten glaubt, dass einige Patientenberichte solcher Vorfälle ihren Ursprung in tatsächlichen sadistischen Ereignissen organisierten Missbrauchs haben, die dem Patienten während seiner Kindheit widerfahren sind; andere sind der Auffassung, dass die tatsächlichen Erlebnisse extrem sadistischen Kindesmissbrauchs falsch erinnert werden. Letztere nehmen an, dass die tatsächlichen Ereignisse verzerrt oder verstärkt bzw. vergrößert wurden – so z. B. durch das Alter und den traumatisierten Zustand des Patienten zum Zeitpunkt des Missbrauchs und manchmal auch durch absichtliche Versuche des Täters, seine Opfer zu täuschen, einzuschüchtern oder zu überwältigen. Wieder andere Therapeuten halten es für glaubhaft, dass alternative Erklärungen, wie z. B. suggestive »Ansteckung« (durch Berichte anderer), unbewusste Ausschmückungen, Pseudoerinnerungen, Wahn oder absichtliche Konfabulation, die Berichte dieser Patient(inn)en erklären können. Therapeuten, die alle Berichte von Patient(inn)en automatisch als historisch wahr oder falsch klassifizieren, verwehren den Patient(inn)en unter Umständen die Möglichkeit, dies selbst herauszufinden. Wenn Patient(inn)en zunehmend integrieren, werden sie eher in der Lage sein, für sich selbst zu klären, wie präzise ihre Erinnerungen sind. Eine ausgewogene Diskussion zum Thema ritueller Missbrauch findet sich bei Fraser (1997).[59]

Publikation und Interaktion mit den Medien

Medien und Öffentlichkeit sind schon lange von der DIS fasziniert. Wenn darüber berichtet wird, suchen Reporter oft einen Betroffenen, um die »menschliche« Seite der Geschichte zu beleuchten. Somit kann es durchaus sein, dass Therapeut(inn)en, die mit DIS arbeiten, von den Medien kontaktiert und nach einem DIS-Patienten für ein Interview gefragt werden. Öffentliche Auftritte von Patient(inn)en – mit oder ohne Therapeuten – können diese bewusst oder

59 Zur Diskussion in Deutschland siehe Kownatzki et al. (2011); Schröder et al. (2018); Nick et al. (2022) sowie Gast (2024)

unbewusst ausbeuten und die laufende Therapie behindern, vor allem wenn die Patient(inn)en ermutigt werden, DIS-Phänomene wie »Wechsel« zu demonstrieren. Daher ist es für den Therapeuten generell empfehlenswert, dem Patienten aktiv davon abzuraten, dass er seine Krankheit oder Geschichte »öffentlich macht«, und diesbezügliche Phantasien und Motivationen des Patienten gründlich zu erforschen. In diesem Zusammenhang hilft die Information, dass Patient(inn)en, die sich selbst in den Medien präsentierten, generell sehr negative Erfahrungen damit gemacht haben und sich am Ende stärker ausgebeutet, missachtet und traumatisiert fühlten.

Spiritueller, religiöser und philosophischer Bezugsrahmen von Patient(inn)en

Wie auch andere Opfer von durch Menschen verursachten Traumata können DIS-Patient(inn)en mit Fragen der moralischen Verantwortung, der existenziellen Bedeutung ihres Leidens, Fragen über Gut und Böse, dem Bedürfnis nach Gerechtigkeit und dem grundlegenden Vertrauen in ein wohlwollendes Universum konfrontiert sein.

Bringen Patient(inn)en diese Themen während der Therapie zur Sprache, verpflichten die professionellen ethischen Standards den Therapeuten dazu, dass er dem Patienten nicht seine eigenen Wertvorstellungen aufdrängt, z.B. dass es Gottes Wille ist, dem Täter zu vergeben, oder dass sich ein angemessenes Behandlungsergebnis daran zeigt, dass der Patient an Gott oder eine höhere Macht glaubt oder nicht (American Psychiatric Association, 1990). Bei einer sorgfältigen Exploration zeigt sich oft eine Bandbreite verschiedener spiritueller und religiöser Überzeugungen innerhalb der Persönlichkeitszustände eines DIS-Patienten. Die Erforschung von spirituellen und existenziellen Fragen kann in der DIS-Behandlung sehr von Nutzen sein und zu einer Vertiefung der therapeutischen Arbeit führen. Die Weiterbildung und Zusammenarbeit zwischen Therapeuten und Geistlichen kann dabei helfen, sicherzustellen, dass die religiösen und spirituellen Bedürfnisse des Patienten angesprochen werden (Bowman & Amos, 1993; Rosnik, 1992). Es ist hilfreich, sich an

Geistliche zu wenden, die sachkundig und sensibel mit den komplexen spirituellen Fragen umgehen, die durch das Erleben von Trauma und Verrat bei Patient(inn)en ausgelöst werden.

Die Erforschung von spirituellen und existenziellen Fragen kann in der DIS-Behandlung sehr von Nutzen sein und zu einer Vertiefung der therapeutischen Arbeit führen.

Obwohl Patient(inn)en gewisse Anteile von sich möglicherweise als dämonische Figuren – manchmal auch als positive spirituelle Erscheinungen wie Engel oder Heilige – und als »Nicht-Selbst« erleben, sollten Therapeut(inn)en diese Erscheinungen als Persönlichkeitszustände und nicht als übernatürlich ansehen. Namen von Persönlichkeitszuständen, wie »Teufel« oder »Satan«, dürften eher die konkreten, kulturverbundenen Stereotypen der eigenen Selbstaspekte von Patient(inn)en in einer religiösen Terminologie widerspiegeln als Hinweise auf die reale Anwesenheit eines Dämons geben. Als bösartig benannte Persönlichkeitszustände können auch spezifischen spirituellen und/oder religiösen Missbrauch, z. B. durch Geistliche, zum Ausdruck bringen und/oder die Zuschreibung von Schuld durch den Missbrauchenden. Beispielsweise kann einem Kind erzählt werden, dass Strafe notwendig ist, da es »vom Teufel besessen« sei. Das Kind kann verbotenes Verhalten und Affekte in einer als bösartig benannten »anderen« Identität einkapseln und sich so sein Selbstgefühl als »gut« bewahren.

Therapeuten sollten Bedürfnissen von DIS-Patient(inn)en oder besorgten anderen nach exorzistischen Ritualen mit extremer Vorsicht begegnen. Solche Rituale haben sich nicht als geeignete Behandlungsmethode von DIS oder als effektiv zur »Entfernung« von Persönlichkeitszuständen erwiesen – trotz des angeblichen Verschwindens (Dissoziation von den verbleibenden Persönlichkeitszuständen) von »dämonischen« Anteilen während eines Exorzismus. Bei verschiedenen DIS-Patient(inn)en wurden schädliche Wirkungen durch erlebte exorzistische Rituale, die außerhalb der Psychotherapie durchgeführt wurden, festgestellt. Manche Mitglieder der Task-

Force für die Behandlungsempfehlungen weisen darauf hin, dass exorzistische Rituale ohne Zwangsausübung in seltenen Fällen eine Möglichkeit für Patient(inn)en bieten, Vorstellungen über ihre Persönlichkeitssysteme auf eine mit ihrer Kultur abgestimmten Art neu zu ordnen (Bowman, 1993; Fraser, 1993; Rosik, 2004). Andere Mitglieder der Task-Force glauben nicht, dass Exorzismus jemals eine geeignete Maßnahme für DIS-Patient(inn)en dargestellt hat.

Es ist nicht zu empfehlen, religiöse und spirituelle Anliegen von DIS-Patient(inn)en zu ignorieren. Therapeuten, die sich nicht in der Lage fühlen, hierauf in angemessener Weise einzugehen, können ihre Patient(inn)en auf Geistliche verweisen, die in der Arbeit mit DIS- oder anderen stark traumatisierten Patient(inn)en ausgebildet sind, und mit diesen das Vorgehen in der Behandlung koordinieren (Bowman, 1989; Bowman & Amos, 1993; Rosik, 1992).

DIS-Patient(inn)en als Eltern

Es hat sich gezeigt, dass DIS-Patient(inn)en als Eltern eine hohe Bandbreite an Kompetenzen besitzen – von vorbildlich bis missbrauchend (R.P. Kluft, 1987c). Therapeuten sollten sich der potenziellen Gefahr einer Vernachlässigung und Misshandlung durch Eltern mit DIS in bestimmten dissoziativen Zuständen oder aufgrund von Lebensproblemen, die im Zusammenhang mit dieser Störung stehen (z.B. Depression, Angst vor Selbstbehauptung), bewusst sein. Missbrauch und Vernachlässigung können dazu führen, dass Kinder missbrauchenden Familienmitgliedern ausgesetzt werden – entweder aus der Herkunftsfamilie des DIS-Patienten oder den missbrauchenden Partnern – oder dass Kinder Zeugen häuslicher Gewalt oder selbstverletzenden Verhaltens usw. werden.

Der Therapeut sollte diese Umstände aktiv klären und Unterstützung im elterlichen Verhalten anbieten. Die Arbeit zum Wohle der Kindessicherheit sollte absolute Priorität bei der Behandlung von Eltern mit DIS besitzen. Der Patient bzw. die Patientin sollte umfassende Informationen über angemessenes Verhalten als Elternteil erhalten, was insbesondere die Arbeit mit Persönlichkeitszuständen betrifft, die leugnen, dass sie Eltern sind, und/oder sich weigern, die

Bedürfnisse ihrer Kinder anzuerkennen. Der Patient sollte ermutigt werden, seinen Kindern in einem Erwachsenen-State zu begegnen, nicht offen vor ihnen zu »wechseln« und sich nicht in kindliche Persönlichkeitszustände hineinzuversetzen, um mit ihnen spielen zu können. Wenn indiziert, sollten die Kinder von DIS-Patient(inn)en von einem mit dissoziativen Störungen und Anzeichen für Kindesmissbrauch vertrauten Therapeuten untersucht werden. Andere familiäre Maßnahmen wie Paar- und Familientherapie, die die Kinder des Patienten mit einbeziehen, können von Nutzen sein. Allerdings sollte bei der Information minderjähriger Kinder über die DIS-Diagnose eines Elternteils Vorsicht geboten sein und Rücksicht auf ihr Alter sowie ihre kognitive und emotionale Entwicklung genommen werden.

Manchmal ist es erforderlich, dass der Therapeut – gemäß der Gesetzeslage[60] – einen tatsächlichen oder möglichen Kindesmissbrauch (durch den Patienten, durch Mitglieder seiner aktuellen oder früheren Familie oder Täter außerhalb der Familie) bei den Behörden meldet. Der Therapeut sollte energisch handeln, um die Kinder des DIS-Patienten zu schützen, selbst wenn dadurch Risse in der therapeutischen Beziehung entstehen. Generell kann es klinisch am sinnvollsten sein, den Patienten dazu zu bringen, den Missbrauch zusammen mit dem Therapeuten zu melden. Wann immer es möglich ist, sollte der Patient (und sein Ehepartner/Lebensgefährte) über diese Möglichkeit oder Notwendigkeit im Voraus informiert werden.

---

60 In Deutschland regelt das Gesetz zur Kooperation und Information im Kinderschutz (KKG) seit 2011 u.a. die Beratung und die Übermittlung von Informationen durch Geheimnisträger (z.B. Ärzte und Lehrer) bei Gefährdungen des Kindeswohls.

Schlussfolgerungen

Diese Expertenempfehlung spiegelt sowohl aktuelle und sich neu entwickelnde Prinzipien wissenschaftlicher Erkenntnisse über die Diagnose und Behandlung von Dissoziativer Identitätsstörung wider als auch den klinischen Konsens, der sich zu diesem Störungsbild über die letzten 30 Jahre entwickelt hat. Da die laufende Forschung zur Diagnose und Behandlung von dissoziativen Störungen und anderen verwandten Störungen wie PTBS zu weiteren Entwicklungen auf diesem Gebiet führen wird, ist es für Therapeut(inn)en sehr von Vorteil, die publizierte Literatur weiterhin zu konsultieren, um in Bezug auf wichtige neue Informationen auf dem Laufenden zu bleiben. Es ist sehr zu empfehlen, dass Therapeut(inn)en, die DIS und andere dissoziative Störungen behandeln, eine angemessene Ausbildung in ihrer Diagnosestellung und Behandlungsmethodik durchlaufen – beispielsweise Programme, die über die International Society for the Study of Trauma and Dissociation (ISSTD) erhältlich sind.[61]

61 Training für das forschungsbasierte Programm »Finding Solid Ground« findet sich unter https://www.findingsolidground.info/

KAPITEL 6

Therapeutische Gratwanderung zwischen innerer und äußerer Wirklichkeit bei der Dissoziativen Identitätsstörung

In diesem Kapitel werden Vignetten aus zwei ambulanten Therapien beschrieben. Sie zeigen das Erscheinungsbild der Partiellen DIS (Fallbeispiel 1, Frau C., siehe auch Bericht in Kapitel 8) und des Vollbildes der DIS (Fallbeispiel 2, Frau B.). Sie veranschaulichen insbesondere die klinische Ausprägung von dissoziierten Anteilen der Gesamtpersönlichkeit und den therapeutischen Umgang mit ihnen. Es werden Vignetten vom Beginn der Behandlung in der Stabilisierungsphase sowie in der Phase der Traumakonfrontation gezeigt.

Der Fokus wird dabei auf die Kontaktaufnahme und Einbeziehung der verschiedenen »Persönlichkeitszustände« gelegt. Gleichwohl orientiert sich die Gesamtbehandlung an den Vorgaben der Psychotherapie-Richtlinien für (modifizierte) psychoanalytische Psychotherapie[62]. Neben der Bewusstmachung einer unbewussten neurotischen Psychodynamik ist die »Integration ›abgespaltener‹ Persönlichkeitszustände zur Beseitigung oder Veränderung intrapsychischer und interpsychischer Konfliktfelder« ausdrücklich als Zielkriterium benannt, welches den psychoanalytisch begründeten Verfahren zu-

62 Verhaltenstherapeutische Ansätze zur Behandlung der DIS betonen die Überwindung von Phobien, und zwar vor dissoziierten Anteilen, traumatischen Erfahrungen sowie Intimität und Nähe, siehe Nijenhuis et al. 2011.

geordnet werden kann (Rüger et al., 2015, siehe auch Kluft, 2011). Um eine solche Integration zu erreichen, ist die konsequente Einbeziehung der abgespaltenen Persönlichkeitszustände in die jeweiligen Abschnitte des Gesamtbehandlungsplanes ein Spezifikum in der Behandlung der DIS und Partiellen DIS. Beide hier vorgestellte Patientinnen wurden über mehrere Jahre nach modifizierter analytischer Psychotherapie mit einem Stundenkontingent von 160 Std. (Frau C.) bzw. 300 Std. (Frau B.) behandelt, worunter eine deutliche Symptomreduktion und bessere Alltags-Funktionalität, z.T. auch wieder Arbeitsfähigkeit erreicht werden konnten.

Klinisches Erscheinungsbild

Entgegen der Vermutung und des Kenntnisstandes vieler Therapeuten handelt es sich bei der DIS und ihrer Sub-Form nicht um ein dramatisches und florides Störungsbild mit offenkundigen »Wechseln« zwischen umschriebenen Persönlichkeitszuständen. Stattdessen sind dissoziative Symptome eher diskret und kommen gemeinsam mit posttraumatischen Symptomen vor, die in eine Matrix von eher unspezifischen, nicht primär traumabezogenen Symptomen eingebettet sind (wie z.B. Depression, Panikattacken, Drogenmissbrauch, psychosomatische Symptome, Essstörungen, Zwänge usw. siehe hierzu auch Fallbericht Kapitel 8).

Grundsätzlich kann das Krankheitsbild der DIS bei einer Untergruppe von ca. 6 % aller Fälle (R.P. Kluft 2009, S. 600) auch »floride« auftreten; das bedeutet, dass PatientInnen ihre DIS – durchgängig oder über einen längeren Zeitraum – offenkundig machen und im therapeutischen (Erst-)Kontakt die anderen Anteile zeigen. Eine solche floride Symptomatik kann als Schizophrenie fehldiagnostiziert werden, wie dies in Kapitel 7 dargestellt wird. Wenn zu der DIS mit offenkundiger Dissoziation der Persönlichkeitszustände auch noch eine histrionische komorbide Persönlichkeitsstörung auftritt, kann dies sehr drastische Ausgestaltungen zur Folge haben. PatientInnen können dann ihr dissoziatives Funktionieren narzisstisch hoch besetzen und ein großes interaktionelles Potenzial entfalten. Dies kann eine Herausforderung für Institutionen und Helfersysteme bedeuten. Beispiel: *Frau H. nimmt mit verschiedenen psychosozialen Einrichtungen parallel Kontakte auf und beansprucht diese stark, ohne dass sich ein stabiles Arbeitsbündnis oder konkrete Therapieziele erarbeiten lassen. Sie stellt sich mit den Worten vor: »Wir sind das Feen-Volk. Wir sind multipel. Kennen Sie sich damit aus? Wir wollen nicht integriert werden.«* Solche histrionischen und dramatischen Fälle prägen häufig die Vorstellung der Therapeuten, dass dies das typische Erscheinungsbild einer DIS sei. So entsteht jedoch ein verzerrtes Bild über diese Erkrankung (siehe Seite 16 der Expertenempfehlung sowie Gast & Wabnitz 2023, S. 96 f.).

Trotz des diskreten Erscheinungsbildes sind die Beeinträchtigungen gravierend: Das dissoziative Funktionieren in den verschiedenen psychologischen Bereichen, insbesondere auch im Bereich des Gedächtnisses, der Wahrnehmung und des Selbsterlebens, äußert sich in folgenden klinischen Auffälligkeiten:

- Umfassende Bereiche des eigenen Wahrnehmens, Erinnerns und Handelns werden im normalen Alltagbewusstsein gar nicht oder nur teilweise und dann »wie von einer anderen Person« erlebt (APA 1994, 2013; Putnam 2003).
- Menschen mit DIS verhalten und/oder erleben sich so, als gäbe es mehrere verschiedene Personen in ihnen.
- Menschen mit Partieller DIS erleben und verhalten sich so, als würde ständig in ihre Alltagsfunktionen von anderen inneren »Anteilen« hineininterveniert und gestört (umfassende Intrusionen).
- Leidensdruck entsteht durch die teilweise erheblichen Alltagsamnesien sowie durch die mangelnde Kontrolle über das eigene Denken, Fühlen, Erleben und Handeln und über die dadurch gestörten sozialen Interaktionen.
- Im klinischen Erstkontakt imponieren jedoch häufig Sekundär- oder Folgeprobleme als »greifbarere« Beeinträchtigungen wie Depressionen, Angst, psychosomatische Symptome, Selbstverletzung, Essstörungen, Suchterkrankungen oder Beziehungspro-

bleme (Putnam 2003); zudem regelmäßig chronische Suizidalität (Chefetz 2015).

- Oft werden erst im Zuge eines therapeutischen Beziehungsaufbaus die bewusstseinsferneren und häufig schambesetzten dissoziativen Symptome offenbart, wodurch dann das Vorhandensein anderer (oder weiterer) Persönlichkeitszustände offensichtlich wird.

Fallbeispiel Frau C., Erstgespräch

Frau C. wird von einer befreundeten Kollegin angekündigt, die aus Altersgründen ihre Praxis aufgeben möchte. Sie bittet mich, eine Patientin zu übernehmen, die sich kürzlich wieder bei ihr wegen Eheproblemen und passiver Suizidgedanken gemeldet habe. Als Frau C. sich bei mir vorstellt, wirkt sie keineswegs depressiv, sondern wie ein quirliges Energiebündel. Sie drückt zunächst ausführlich ihr Bedauern darüber aus, dass sie bei ihrer Vor-Therapeutin die Behandlung nicht fortsetzen kann. Aber sie habe dafür vollstes Verständnis. Natürlich soll die Therapeutin in ihren wohlverdienten Ruhestand gehen. Dann berichtet sie eher unterhaltsam plaudernd über ihre Belastungen als Hausfrau und Mutter und von den Krisen ihrer Pflegekinder. Und schließlich erzählt sie überraschend freimütig von ihren sexuellen Problemen.

Patientin: Ich mache mir einen Haufen Probleme mit meiner Sexualität. Ich bin ständig damit beschäftigt, wie ich es meinem Mann beim Sex recht machen kann. Dabei habe ich eigentlich gar keine Lust. Dieser Zwiespalt wird immer schlimmer. Wenn ich zeige, was ich wirklich mag, geht innerlich ein Schalter aus …

Therapeutin: Sie sind viel damit beschäftigt, es anderen recht zu machen, insbesondere Ihrem Mann. Das klingt fast so für mich, als wären die Bedürfnisse der anderen viel wichtiger als Ihre eigenen?

Patientin: Allerdings! Ich sehe das so, dass man als Mutter und

Ehefrau eine bestimmte Verpflichtung hat – wozu setzt man sonst Kinder in die Welt (hält einen kleinen Vortrag zu ihrer Haltung von Muttersein).

Therapeutin: Und dennoch sprechen Sie von einem Zwiespalt. Können Sie mehr von diesen Zwiespalt erzählen?

Patientin: Im Moment habe ich das Gefühl, ich bestehe nur aus Zwiespalt! Alles zieht und zerrt an mir – ich weiß gar nicht mehr, wer ich bin. (Erzählt ausführlich davon, den verschiedenen Ansprüchen in sich nicht gerecht zu werden.)

Therapeutin: Das stelle ich mir sehr kräftezehrend vor!

Patientin: Das ist es auch. Ich bin nur noch ein »Mechanismus«, wie ein Roboter! Ich fühle überhaupt nichts mehr. Zu nichts mehr Lust! Nicht mal zum Leben! Dann sagt eine Stimme in mir: Halt die Klappe! Reiß dich zusammen! Heul hier nicht so rum! Aber ich kann nicht mehr! Manchmal denke ich, es wäre besser, tot zu sein. Eine andere Ebene in mir – die will aber leben (weint)! Dann habe ich manchmal den Impuls, alles stehen und liegen zu lassen, einfach abzuhauen irgendwohin, wo keiner was von mir will.

Therapeutin: Das sind zwei sehr starke Extreme: Ganz für die anderen dasein und dann wieder alles hinschmeißen und abhauen – oder gar nicht mehr leben wollen!

Patientin: Es zerreißt mich! Diese verschiedenen Ebenen! Das geht hier schon wieder los in der Therapie, wenn ich bei Ihnen sitze: Eine »Ebene« sagt: »Wofür rennst du eigentlich hier zur Therapie?«, aus einer anderen »schreit es von ganz tief unten: Brich nicht ab und lass dir endlich helfen! Sag endlich, was los ist!« Das ist doch verrückt!

Therapeutin: Ja – vielleicht klingt das verrückt. Aber so etwas gibt es – so verschiedene Ebenen, wie Sie sagen. Gerade wenn Menschen sehr schwere oder widersprüchliche Erfahrungen gemacht haben – dann kann sich das später so ganz zwiespältig oder zerrissen anfühlen, so wie Sie es gerade schildern: eine Seite möchte dringend Hilfe, und die andere findet es Unsinn.

Patientin: Eine »Ebene« springt mich regelrecht an: »Du redest nur Scheiße und Müll.« Sie hat nicht gerade eine hohe Meinung von Reden und schon gar nicht von Therapie.

Therapeutin: Vielleicht auch keine besonders hohe Meinung von Therapeuten …

Patientin: *(kichert verlegen in sich hinein)* Ne, also wenn Sie das so sagen – ehrlich gesagt, da gibt's jetzt so eine Stimme, die sagt: »Therapeuten haben selber alle einen Schaden.« Äh, verstehen Sie mich jetzt nicht falsch – ich selber – ich würde so was nie sagen, aber das kommt so ganz von innen heraus … Echt, ich hätte das nie gesagt, wenn Sie nicht selber … Aber das passiert mir manchmal so ganz unverhofft, auch wenn ich mit unsern Pflegekindern was regeln muss. Die sind jetzt ziemlich in der Pubertät und manchmal ganz schön anstrengend. Dann passiert es mir manchmal, dass da was rausrutscht. Von der, die das gerade eben gesagt hat. Die ist selber irgendwie noch pubertär. Das ist dann nicht so günstig, da wird man unglaubwürdig als Erziehungsberechtigter. Das will ich jetzt hier lieber nicht wiederholen, was sie schon alles gesagt hat, ziemlich ordinär – ist zu peinlich. Das Schlimme daran ist – ich kann mich daran oft nicht erinnern oder nur so ganz vage. Es wird was gesagt, was Krosses oder Deftiges oder richtig vulgär, und ich gucke aus der Ferne zu, möchte »halt« schreien, aber dann ist er schon zu spät. Dann denke ich später: Jetzt kannste dir eigentlich nur noch die Kugel geben!

Therapeutin: Das macht Sie ganz mutlos – dass Sie da keine Kontrolle über sich haben.

Patientin: Es ist ja schon lange so. Bereits mit 18 Jahren hatte ich das Gefühl, in fünf große Scherben zerdeppert gewesen zu sein. Die haben sich dann immer weiter aufgespalten. Ein richtiger Scherben-Haufen; in jeder Ecke liegen Scherben.

Therapeutin: Das quält Sie schon sehr lange. Und Sie wissen nicht, ob sich das noch lohnt, die Scherben zusammenzusetzen?

Patientin: Vielleicht bin ich einfach so … so unstet, nicht wirklich vernünftig, eben doch irgendwie verrückt.

…

Therapeutin: Ich sagte vorhin schon, dass das bei uns Menschen in der Tat so vorkommen kann, solche Zerrissenheit oder so ein Gefühl, aus verschiedenen Ebenen – wie Sie sagen – zu bestehen. Der Fachbegriff dafür ist Dissoziation – so was wie Bruch oder Zersplitterung. Wie ein zerbrochener Spiegel. Meist hat das einen Grund, wodurch diese Ebenen oder Scherben oder Splitter entstanden sind. Meist hat dies etwas mit sehr belastenden Lebenserfahrungen zu tun, oft schon in der Kindheit.

Patientin: Man kann doch nicht immer alles auf die Kindheit schieben. Klar, es war nicht rosig! Aber darüber sollte man doch hinweg sein mit 50 Jahren!

Therapeutin: Hmhm … Gibt's auch noch eine andere Meinung dazu?

Patientin: *(lacht verlegen)* Eine? Mindestens fünf Meinungen, und alle auf einmal. Ist doch nicht normal so was … Eine sagt: Zeit heilt alle Wunden – oder?

Therapeutin: Das sagt der Volksmund. Aber es stimmt leider nicht ganz. Es können nur die Wunden heilen, die wirklich gut versorgt worden sind. Wie auch immer – Sie kommen ja hierher, weil Sie sich wieder mehr spüren möchten, nicht nur funktionieren. Und weil Sie diese Zerrissenheit überwinden möchten mit den verschiedenen Ebenen, von denen Sie erzählt haben. Und dass Sie wieder mehr Kontrolle haben möchten über sich. Dass Ihnen da nicht einfach irgendwas herausplatzt oder Sie etwas machen, was Sie hinterher gar nicht mehr richtig erinnern können. Das leuchtet mir schon ein, dass Sie das belastet. Im Moment ja sogar so sehr, dass es Ihnen den Lebensmut nimmt. Sie können das verändern durch Therapie. Sie können lernen, wieder mehr Kontrolle über sich zu bekommen, und so mit sich umgehen lernen, dass Sie wieder mehr Lebensmut haben. Dabei will ich sie gern begleiten.

Nach diesem (hier sehr verkürzt dargestellten) Erstgespräch stelle ich die (DSM-5 bzw. ICD 11-)Diagnose einer »Fast-DIS« bzw. Partiellen DIS, da die Patientin mehrere unterscheidbare Persönlichkeitszustände in sich beschreibt, die sich in Affekt, Verhalten, der Wahrnehmung und im Denken unterscheiden und über die sie nur unzureichend Kontrolle hat.[63] Am deutlichsten wird dies im unmittelbaren »inneren Kommentar« zu Psychotherapeuten. Auch wenn sich die anderen »Ebenen« einer vollständigen Kontrolle entziehen, hat die Patientin doch im Alltag ein Wissen und Bewusstsein von den anderen »Ebenen«.

Im Laufe der weiteren Therapie stellt sich heraus, dass es sich bei diesen »Ebenen« durchaus um elaborierte, fantasievoll ausgestaltete Persönlichkeitszustände handelt, die unterschiedliche Alter, Namen, Vorlieben, Fertigkeiten und unterschiedliche Zugänge zu autobiografischem Material haben. Frau C. erlebt dies »wie eine innere Wohngemeinschaft«. Auch wenn sie vom Kopf her weiß, dass die anderen »Ebenen« zu ihr gehören, erlebt sie sie doch »wie andere Personen«. Sie hat aber während des gesamten Therapieverlaufes keine

---

63 Für die ICD-11 ist neben dem Vollbild der DIS zusätzlich die Diagnose der Partiellen Dissoziative Identitätsstörung vorgesehen, deren Kriterien der »Fast-DIS« sehr nahe kommen.

Amnesien, wenn die anderen »Ebenen« die Kontrolle übernehmen. Es bleibt daher die Diagnose einer »Partiellen DIS« bestehen.

Da gravierende Alltagsamnesien fehlen, ist die Dissoziation nicht so drastisch und ausgeprägt wie beim Vollbild der DIS – und deshalb oft schwieriger zu diagnostizieren. In der Behandlung ist es bei der Subform »Partiellen DIS« wiederum leichter, die dissoziierten Anteile rasch mit in die Therapie einzubeziehen, da diese dem Alltagsbewusstsein besser zugänglich und eher zu einer gemeinsamen Kooperation zu bewegen sind. Bei dem Vollbild der DIS, wie im folgenden Fall bei Frau B., dagegen nimmt genau dieser Prozess, alle Anteile für die Therapie zu gewinnen, meist mehr Zeit in Anspruch, da zunächst noch kein Zugang zu den anderen Anteilen besteht und ein solcher erst eingeübt werden muss.

Fallbeispiel Frau B., 35 Jahre alt, Erstgespräch

»Seit dem Tod meines Vaters (vor 5 Jahren) komme ich mit dem Leben nicht mehr zurecht. Vorher habe ich immer funktioniert und in einer ganz anderen Welt gelebt. Jetzt schaffe ich es kaum, meinen Alltag zu regeln. Ständig beame ich mich irgendwie weg. Im letzten Sommer war das ganz heftig. Ganze Stunden waren weg, manchmal ganze Tage. Ich kann mich an Telefongespräche überhaupt nicht mehr erinnern. Oder ich finde mich irgendwo wieder und weiß nicht, wie ich dorthin gekommen bin. Inzwischen weiß ich wenigstens, dass ich wieder leben will, schon wegen meiner Töchter.«

Frau B. ist seit über 10 Jahren verheiratet und hat eine 9-jährige und 7-jährige Tochter. Frau B. war bis vor 5 Jahren als Juristin erfolgreich in einem Unternehmen tätig. Sie schildert seit dem Todesfall drastische und umfassende Funktionseinbußen im beruflichen und sozialen Bereich. Sie berichtet Panikattacken »aus heiterem Himmel« sowie Auftreten von posttraumatischen Symptomen mit Intrusionen und Flashbacks von sexuellem Missbrauch ab dem 4. Lebensjahr. Seither mehrere psychiatrische und psychosomatische Aufenthalte nach Suizidversuchen und schweren Selbstverletzungen, die sie sich nicht erklären kann, da sie für die Handlungen nahezu amnestisch ist. Eine ambulante Therapie, überwiegend auf Selbstzahlerbasis, wurde nach einem Konflikt vonseiten der Therapeutin und für die Patientin unverhofft und unvorbereitet beendet. Frau B. vermutet aggressives Verhalten ihrerseits, an das sie sich nicht erinnern kann, und Überforderung der Vor-Therapeutin, als die Dissoziation offenkundig wurde. Erst später gibt der »Kämpfer« preis, dass er sich über eine Ausfall-Honorarforderung der Therapeutin geärgert hatte und dies auch in der nächsten Therapiestunde ausdrückte.

Auf dissoziative Symptome hin befragt, werden deutliche und gravierende Amnesien für die Kindheit sowie bis heute bestehende Alltags-Amnesien geschildert. So könnte sie sich nach einem erfolgreichen Autokauf nicht mehr an den Hergang erinnern, obwohl sie nach Rückmeldung des Ehemannes dort sehr souverän aufgetreten sei. Auch andere Dinge (gemeinsame Erlebnisse, Gespräche etc.), die er ihr rückmelde, könne sie nicht erinnern. An ein wichtiges Personalgespräch mit ihrem Vorgesetzten bestehen keine Erinnerungen mehr, ja sie war zeitweilig unsicher, ob das geplante Gespräch überhaupt bereits stattgefunden hatte. Freunde würden sich beschweren, dass sie sich nicht an Vereinbarungen, z. B. für gemeinsame Treffen, halten würde. Sie sei eigentlich gewissenhaft, könne sich aber an die getroffene Verabredung gar nicht erinnern. Auch führe sie häufig innere Dialoge mit sich und habe das Gefühl, dass noch »andere« in ihr seien. So sei sie in sozialen Kontakten »eine völlig andere«, als wenn sie allein sei. Dies sei aber bereits in der Schulzeit und im Studium so gewesen.

Durch die Symptomatik ist Frau K. weiterhin nicht arbeitsfähig. Aufgrund von Konzentrations- und Gedächtnisproblemen, Angstattacken sowie depressiver Stimmung mit zeitweise erheblicher Antriebsschwäche hat sie weiterhin Schwierigkeiten, den Haushalt zu versorgen und sich um die Töchter zu kümmern.

Wie sich im Laufe der Therapie zeigt, liegt auch bei Frau B. ein elaboriertes inneres System von abgespaltenen Anteilen der Gesamtpersönlichkeit vor. Es gibt neben der erwachsenen »Britta«

»Die Kleine« im Alter von vier Jahren und die »Großkleine« von acht Jahren, dann »Die Jugendliche« sowie einen »Kämpfer« und einen »Meister«. Zwischen diesen verschiedenen Anteilen gibt es jedoch – anders als bei Frau C. – hohe amnestische Barrieren, d. h. ein Anteil weiß nichts oder nur vage etwas von der Existenz oder den Aktivitäten der anderen. Dies führt zu entsprechenden inneren Verwirrungen und sozialen Problemen.

Behandlung: Stabilisierungsphase

Die Dissoziation der Persönlichkeit – zunächst als Bewältigungsstrategie entwickelt, um angesichts schwerer Traumatisierungen in der Kindheit das Funktionieren zu gewährleisten, erweist sich im späteren Leben zunehmend als dysfunktional. Entsprechend muss die Behandlung darauf abzielen, ein *integriertes Funktionieren* zu ermöglichen (Kapitel 2, Seite 42). Dies erfolgt unter Berücksichtigung des *phasenorientierten Ansatzes* (Kapitel 3, Seite 49). Die übergeordneten Ziele der ersten Phase, nämlich innere und äußere Sicherheit, Aufbau einer vertrauensvollen therapeutischen Beziehung, soziale und psychische Stabilisierung sowie Reduktion der Symptome, können nur mit *aktiver Einbeziehung der abgespaltenen Anteile der Persönlichkeit* (siehe Seite 56 ff. sowie Kluft 2011) erreicht werden. Dies ist konform mit der Theorie der strukturellen Dissoziation (siehe Seite 25 f. sowie Van der Hart et al. 2008), bei der – neben den anderen üblichen Maßnahmen der Stabilisierungsphase – die abgespaltenen Persönlichkeitszustände in Kontakt und Kommunikation gebracht werden müssen, bevor eine Traumakonfrontation in Erwägung gezogen werden kann. Dies ist ebenfalls konform mit einem individualisierten Ansatz in der Traumabehandlung, wie er nach Reflexion der augenblicklichen wissenschaftlichen Studienlage von Cloitre (2015) vertreten wird.

Was bedeutet dies für das weitere Vorgehen bei der Behandlung der beiden vorgestellten Patientinnen? Bereits in den Erstkontakten zeichnet sich ab, dass 1. die innere Sicherheit durch Suizidalität und 2. das therapeutische Bündnis durch starke innere Widerstände in

Form abgespaltener Anteile der Gesamtpersönlichkeit gefährdet sind (siehe auch S. 56 f.). Beide Punkte sollten daher früh angesprochen werden. Es erfolgt daher eine Einladung an alle Anteile, sich an der Therapie zu beteiligen:

Fallbeispiel Frau C., Stabilisierungsphase

Therapeutin: Frau C., Sie haben von Ihrer inneren Zerrissenheit erzählt und den vielen Ebenen und Meinungen in Ihnen. Sie kommen ja hier zu mir, weil Sie diese Zerrissenheit überwinden und Kontrolle über sich haben möchten. Ich habe Ihnen bereits gesagt, dass Sie das auch wirklich erreichen können. Hierfür ist es allerdings wichtig, dass sich innerlich alle Ebenen in Ihnen an der Therapie beteiligen. Alle Ebenen und alle Meinungen sind wichtig. Alle sind willkommen, sich einzubringen. Nur wenn alle mitmachen, können Sie gesund werden.

Patientin: Ich weiß nicht, ob das geht. Nicht alle sind begeistert von der Therapie.

Therapeutin: Nicht begeistert?

Patientin: Naja, sie sind dagegen.

Therapeutin: Sie sind dagegen – gegen was sind sie denn genau?

Patientin: Dass wir hierher kommen. Dass wir was preisgeben von uns.

Therapeutin: Und warum sind sie dagegen?

Patientin: Ich weiß nicht, da gibt's so Vorbehalte.

Therapeutin: Vorbehalte? Können Sie mir mehr darüber sagen?

Patientin: *(jetzt sehr angespannt)* – lange Pause – ne, geht nicht – --- darf ich nicht!

Therapeutin: A ja, da gibt es eine Ebene, die verbietet Ihnen was?

Patientin: Kann man so sagen …

Therapeutin: Und wissen Sie, warum sie das macht?

Patientin: Naja, die … mmhh … die traut Ihnen nicht.

Therapeutin: Mhh … Sie kennen mich ja auch noch nicht lange – da ist es für mich okay, dass erst mal geschaut wird, mit wem Sie es hier überhaupt zu tun haben. Vielleicht können Sie das der Ebene in Ihnen sagen. Dass es für mich okay ist, wenn Sie mich prüfen, ob ich wirklich vertrauenswürdig bin.

Patientin: *(erleichtert)* Sie sind nicht sauer?

Therapeutin: Nein. Sie haben ja Ihre guten Gründe, warum Sie vorsichtig damit sind. Sie haben es selber in der Hand, wie viel Sie mir erzählen – was schon geht und wo vielleicht innerlich »Stopp« gesagt wird.

Es stellt sich heraus, dass ein »Innerer Wächter« sehr genau beobachtet, ob die Therapeutin die Abstinenz einhält. Eine veränderte Möbelstellung nach der Raumreinigung wird registriert und der Verdacht geäußert, ich könnte mich der Patientin körperlich nähern wollen. Noch schwieriger sind die »inneren Bedrohungen« dadurch, dass die Patientin spürt, dass sie gern zu mir kommt. Sie befürchtet – ähnlich wie früher von dem Vater –, von mir abhängig und hörig zu werden. In dem Zusammenhang treten immer wieder Sprechverbote auf, die sich dadurch auflösen lassen, dass ich den »Inneren Wächter« bitte, seine Vorbehalte zu äußern. Frau C. berichtet mir dann, was die innere Stimme des Wächters sagt – sodass ich fast ausschließlich über Frau C. als »Alltagspersönlichkeit« kommuniziere.

Die hier beschriebene Herangehensweise wird vielen Therapeuten über »Teile-Arbeit«, »Ego-State-Therapie«, »Innere-Kind-Arbeit« oder »Schematherapie« vertraut sein. Doch sind Therapeuten oft verunsichert, inwiefern es indiziert ist, sich auf das radikale Erleben der Patienten, »viele« in sich zu haben, wirklich einzulassen. Oft wird die Befürchtung geäußert, dadurch iatrogene Schädigung zu setzen und Dissoziation zu fördern. In der Tat ist und bleibt dies ein Balanceakt, das subjektive Empfinden von »getrennten Personen« empathisch zu begleiten, aber gleichzeitig die äußere Realität eines einheitlichen Individuums mit einer einheitlichen Verantwortung immer wieder zum Thema zu machen.

Dieser Balanceakt soll in den folgenden Dialogen des zweiten Fallbeispieles der Patientin mit dem Vollbild der DIS beschrieben werden:

Fallbeispiel Frau B.

Auch mit Frau B. treffe ich die Vereinbarung, dass es für die Therapie und ihre Gesundung erforderlich ist, dass sich »alle« beteiligen. Dies erweist sich jedoch als längerer Weg, der zeitweilig ein zähes Verhandeln miteinander erforderlich macht. Zu Beginn der Therapie kommt es wiederholt zu schwierigen suizidalen Krisen und massiven Selbstverletzungen nach den Stunden. Meist treten diese im Anschluss an Stunden auf, in denen die Patientin als »Erwachsene Britta« über belastende Kindheitserfahrungen spricht. Sie neigt dazu, sich zu überfordern und in depersonalisiertem Zustand sehr viel zu erzählen. Sie lässt sich dann nur schwer von mir begrenzen. Nach einer solchen Therapiestunde erlebt Frau B. unerträgliche Spannungszustände mit Todessehnsucht (»von der Brücke springen«); sie wird von quälenden Flashbacks geplagt und kann diesen Zustand – trotz medikamentöser Sedierung – nur mit Selbstverletzungen mildern. Ich würdige in der Folgestunde, dass die Selbstverletzung Schlimmeres verhindert hat, beharre gleichzeitig darauf, dass ich mehr darüber erfahre, was passiert ist.

Patientin: Die Kinder – sie werden gequält! Sie haben Bauchschmerzen! Die halten das nicht aus.

Therapeutin: Es ist nicht in Ordnung, die Kinder zu quälen! Man darf Kinder nicht quälen.

Patientin: Da – … da … da gibt's nur höhnisches Lachen innerlich.

Therapeutin: Höhnisches Lachen? Von wo kommt das höhnische Lachen?

Patientin: Es ist von dem Kämpfer, der sieht es anders.

Therapeutin: Der sieht das anders? Wie sieht er es denn? Ich würde das gern wissen.

Patientin: Das glaube ich nicht – das wollen Sie nicht wirklich.

Therapeutin: Doch, das will ich wirklich – auch wenn er anders denkt als ich.

Patientin: *(ist jetzt plötzlich mimisch stark verändert, schaut kalt und verächtlich und spricht mit harter Stimme, wie ich es bisher bei Frau B. noch nie erlebt habe)* Das geht Sie gar nichts an – ich kann mit den Kindern machen, was ich will!

Therapeutin: Ups, jetzt bin ich etwas verblüfft. Ich glaube, jetzt hat der Kämpfer direkt gesprochen.

Patientin: *(weiterhin mit verächtlicher Mimik)* Geschockt? Sie wollten es doch hören.

Therapeutin: Ja … doch … das ist auch so. Ich habe nur nicht so schnell damit gerechnet, dass Sie wirklich kommen. Aber ich bin froh, dass Sie sich melden. Ihre Meinung ist mir wichtig.

Patientin: Ach ja – Sie sülzen ganz schön rum! Was wollen Sie denn wirklich? Uns einlullen? Uns abhängig machen? Anfixen, wie die andere Therapeutin? ›Tut mir leid, die Kasse zahlt nicht mehr‹ – Die Kleinen heulen rum und die B. zahlt! So weit kommt's hier noch! Ich merk doch, wie wichtig der B. das Geschwafel hier schon geworden ist!

Therapeutin: Ich will Sie nicht abhängig machen. Es ist so, wie ich es Frau B. gesagt habe: Ich begleite Sie dabei, dass Sie alle miteinander wieder besser zurechtkommen.

Patientin: Ich komme hervorragend zurecht. Bevor Sie sich hier eingemischt haben, hatte ich das bestens im Griff. Was meinen Sie, was hier los ist, wenn ich die nicht zur Räson bringe. Das geht drunter und drüber. Und wenn die hier noch anfangen zu plappern.

Therapeutin: Sie meinen, es gerät außer Kontrolle, wenn Sie weniger streng sind?

Patientin: Chaos gibt's! Geheule gibt's! Was meinen Sie, wenn ich nicht für Ordnung sorge, dann macht jeder, was er will, das gerät hier völlig aus den Fugen!

Therapeutin: O. k., ich verstehe – Sie sorgen für Ordnung. Und Sie können sich nur Gehör verschaffen, wenn Sie die Kinder quälen?

Patientin: Was geht Sie das an! Was stecken Sie Ihre Nase in anderer Leute Angelegenheit?

Therapeutin: Naja, Frau B. kommt ja hierher, weil sie nicht mehr klarkommt und verzweifelt ist.

Patientin: Die Memme! Hält sowieso nichts aus!

Therapeutin: Wenn Frau B. aufgibt, wenn sie wirklich stirbt, dann gibt es Sie auch nicht mehr.

Patientin: *(lacht höhnisch)* Ich – ich kann gut ohne die!

Therapeutin: Okay, Sie mögen sich nicht, aber sie brauchen einander! Sie sitzen alle in einem Boot, oder genauer gesagt: Sie teilen sich einen Körper! (Siehe hierzu auch Expertenempfehlung Seite 58 f.)

Patientin: *(stutzt)* Was sagen Sie da? Einen Körper? Wie soll das gehen? Sie lügen – Sie denken wohl, Sie können mir Angst einjagen!

Therapeutin: Nein, das möchte ich nicht. Sie können es doch selbst prüfen, ob es stimmt, ob Sie sich einen Körper teilen. Können Sie die Selbstverletzung anschauen, die Frau B. sich zugefügt hat?

Patientin: *(lacht wieder höhnisch)* Da sieht man's mal: Sie haben keine Ahnung! Das war die Großkleine, der habe ich ordentlich eingeheizt. Plappern wollte sie hier. Das geht nicht.

Therapeutin: Ganz gleich, wer sich verletzt hat, Sie teilen sich einen Körper. Wenn eine aufgibt, sind alle tot.

Patientin: *(schielt auf den Verband am Arm, starrt eine Weile wie in Trance vor sich hin)*

Therapeutin: *(ich denke, oh je, das hat gesessen, das hat den »Kämpfer« so verunsichert, dass er gegangen ist)*

Patientin: *(erwacht langsam aus der Trance, bewegt Kopf und Oberkörper, als wolle sie etwas abschütteln. Gestik, Mimik, Stimmintonation sind jetzt wieder wie mir bekannt und vertraut)* Ähm … ach so ja … Sie … Sie fragen nach dem Lachen … oder was wollten Sie wissen …

Therapeutin: Ja, das mit dem Lachen wollte ich wissen. Das höhnische Lachen von dem Kämpfer.

Patientin: Ja genau. Das … das ist jetzt weg, das Lachen, das komische … Ich weiß nicht, was war denn eben? Ich glaub, ich hab nicht alles mitbekommen. Ich hoffe, ich meine, hab ich was gesagt …? Was Unangemessenes?

Therapeutin: Nein, es ist alles o. k. Auch wenn Sie sich nicht erinnern können, es ist alles o. k. Möchten Sie wissen, was war?

Patientin: Ich weiß nicht – vielleicht später – oder doch, ja doch – sagen Sie ruhig, was war denn?

Therapeutin: Der Kämpfer war da, und wir haben uns eine Weile unterhalten. Spüren Sie noch was davon?

Patientin: Es ist plötzlich anders – nicht mehr diese wahnsinnige Angst und dieser furchtbare Druck! Auch das Bauchweh von der Großkleinen ist jetzt besser. Aber es ist auch traurig und verwirrt drinnen.

Therapeutin: Unser Ausgangspunkt war ja der, dass es Ihnen seit der letzten Stunde nicht gut ging und Sie so sehr in Anspannung waren, dass Sie sich selbst verletzt haben. Ich glaube, es war zu viel auf einmal in der letzten Stunde.
Ich habe das jetzt so verstanden, dass der Kämpfer nicht damit einverstanden war, dass hier so viel von früher geredet wurde. Vielleicht können Sie mir früher Bescheid sagen, wenn Sie wieder diesen Druck spüren? Und den Kämpfer, den würde ich bitten, dass er mir das direkt sagt, wenn er mit etwas nicht einverstanden ist.

In den Folgestunden erscheint der »Kämpfer« regelmäßig. Er ist nachdenklicher, fast freundlich, und ich schlage ihm einen Vertrag vor: Er beendet das Quälen, und ich verspreche, ihn nicht dominieren zu wollen. Es stellt sich dann heraus, dass der »Kämpfer« gar nicht frei ist, sondern eine Art Marionette des »Meisters«, der wiederum voll kaltem Hass ist und jede Bindung als potenzielle Demütigung erlebt. Auch mit ihm stehen weitere, ähnliche Diskussionen an, wie ich sie oben mit dem »Kämpfer« beschrieben habe. Es ist nicht selten, dass es eine solche innere Hierarchie oder gar ganze »Macht-Kaskaden« unter den Persönlichkeitszuständen gibt. Sie sind ein verzerrtes Abbild früherer Familien-Strukturen oder gar das komplizierte polyfragmentierte Abbild komplexer Strukturen von (organisierten) Tätergruppen, denen die Patientinnen ausgeliefert waren.

Wie in dieser Fallvignette beschrieben, ist es sinnvoll, zunächst die starken, durchsetzungsfähigen und aggressiven Persönlichkeitszustände anzusprechen, um diese aktiv als Kooperationspartner zu gewinnen. Dies sollte man tun, bevor man stärker mit extrem regressiven, traumatisierten und dysfunktionalen Persönlichkeitszuständen arbeitet, zum Beispiel die traumatisierten Kinder »hervorruft«.

Traumakonfrontation

Das Für und Wider einer Traumakonfrontation sowie mögliche Kontraindikationen werden in den Expertenempfehlungen ausführlich beschrieben (S. 61). In unseren Fallbeispielen konnte so weit Stabilisierung erreicht werden, dass eine gezielte Traumakonfrontation sinnvoll erschien, um weitere Symptomreduktion zu erreichen. Beide Patientinnen hatten – trotz längerer Ambivalenz – schließlich den ausdrücklichen Wunsch, die traumatischen Erfahrungen in einer gezielten Traumakonfrontation mittels EMDR zu verarbeiten. Als hoch effiziente Trauma-bearbeitende Methode muss sie sorgfältig in den Gesamtbehandlungsplan integriert werden. Grundlagen zum EMDR bei schweren dissoziativen Störungen finden sich bei Hofmann und Mattheß (2011). Wichtige Voraussetzung zur Konfrontationsbehandlung ist das Einverständnis aller Anteile, die sich zwar nicht aktiv mit beteiligen, aber der EMDR-Behandlung (eines traumatisierten Anteils) grundsätzlich zustimmen müssen. Andernfalls könnte es Störungen durch einen verweigernden Anteil geben. Auch bewährt es sich, mit der Patientin vorher die Konfiguration der

Anteile zu besprechen, d.h. genauer zu überlegen, »was die anderen während der Trauma-Sitzung machen«. Die Etablierung eines »Unterstützer- oder Tröster-Teams« sowie die Beauftragung eines »Wächters«, der Überforderungen oder Überflutungen mit traumatischen Erinnerungen vorbeugt, sind wichtige Maßnahmen.

Fallbeispiel Frau C., Traumakonfrontation

Nachdem ich Frau C. mit der Bildschirmtechnik (siehe Expertenempfehlung Seite 91) und EMDR (Seite 71) vertraut gemacht habe, diskutiert sie mit ihrem inzwischen gut funktionierenden »Inneren Team« das Vorgehen. Es herrscht rasch Einigkeit darüber, dass die 7-jährige Jenny zuerst dran ist, weil man sonst das Spätere nicht verstehen kann. Es handelt sich hierbei um folgende Erfahrung: Nach langer Autofahrt mit den Eltern und drei jüngeren Geschwistern beginnen die Kinder zu quengeln. Der Vater schimpft und schreit – will keine Pause mehr einlegen. Der 5-jährige Bruder macht sich schließlich in die Hosen. Der Vater hält an – außer sich vor Zorn –, löst den Gürtel aus der Hose, zerrt den Bruder aus dem Auto und peitscht ihn halb bewusstlos. Die Mutter schaut starr vor sich hin und schreitet nicht ein. Erst als der Vater keuchend zurückkommt, holt sie das wimmernde Kind und legt es zu der Patientin auf die Hinterbank, bevor die Reise in Grabesstille fortgesetzt wird. Seither weiß sie, wie gefährlich der Vater ist, und hat Todesangst um die Brüder. Diese Erfahrung wird mittels EMDR prozessiert, wobei vorher die Persönlichkeitszustände in bestimmter Weise konfiguriert werden.

Frau C. hat hierzu spontan folgende Imagination: »Nachdem Sie uns das erklärt haben mit dem Bildschirm und dem EMDR, da kam dieses Kinobild, kein normales Kino, eher so ein wissenschaftliches Kino-Labor. Die drei haben sich gleich nach vorn gesetzt: Jenny ganz mutig in die erste Reihe, das hat die anderen schwer beeindruckt. Sie hat richtig Applaus gekriegt dafür, da ist sie gleich ein paar Zentimeter gewachsen. Jessica (10 Jahre, Beginn des Missbrauchs) und Jana (12 Jahre, wird vom Vater verprügelt, als sie sich einer Lehrerin anzuvertrauen versuchte) haben sich hinter sie gesetzt. Ihre Geschichte soll ja später drankommen. Aber sie versuchen, durch Jennys Augen mit durchzugucken. Sie üben das jetzt immer schon. Sie wissen nur nicht, ob sie das die ganze Zeit aushalten mit dem Hingucken auf die Leinwand.

Therapeutin: Wenn Sie es nicht aushalten können, wenn es den beiden zu viel wird, was Jenny erlebt hat, was können Sie dann machen?

Patientin: Könnten sie die Augen für eine Weile zumachen, wenn es zu viel wird?

Therapeutin: Ja, das können sie, das ist eine gute Idee.

Patientin: Das ist gut. Sie können ja trotzdem die Hand auf Jennys Schulter legen, dann ist sie nicht allein. Ich glaube, so kann das gehen.

Therapeutin: Was machen Sie derweil? Und die anderen?

Patientin: Ich – ich setze mich mit den Wächtern lieber weiter hinten hin. Mucki (4 Jahre, vertrauensvoller, bindungsfähiger Anteil) wollte erst auch mit rein, aber das geht nicht. Ich glaube, sie versteht das jetzt auch, sie spielt draußen mit ihrer Puppe und kriegt ein Eis, wenn wir fertig sind.

Mit dieser Konfiguration ruft »Jenny« die oben beschriebene traumatische Erfahrung auf, und wir prozessieren sie mittels EMDR. Die sich dadurch einstellende Erleichterung ermutigt »Jessica« und »Jana«, sich nach einigen Wochen ebenfalls an ihre traumatischen Erfahrungen heranzuwagen.

Fallbeispiel 2, Frau B., Traumakonfrontation

Was sich bei Frau C. hinsichtlich der Konfiguration (»Innere Aufstellung«) der Anteile für die Traumakonfrontation nahezu »von selbst« und fast spielerisch ergab, gestaltet sich dies bei Frau B. als langwieriger und schmerzlicher Therapieprozess. Dies hat damit zu tun, dass Frau B. sehr viel schwerere (Bindungs-)Traumata erlitten hat und es sehr viel länger braucht, bis die traumatisierten Anteile Vertrauen aufbauen können. Auch sind einige sehr dysfunktional, sodass die Kontaktaufnahme zu ihnen und die Beziehungsgestaltung sowie die Exploration ihrer Lebensgeschichte nur sehr behutsam möglich sind.

So wähnt sich z. B. »die Großkleine« immer noch in den Händen des Täters (Partner der Mutter). Sie gerät in Panik, als ich mit ihr Kontakt aufnehmen will. Sie krümmt sich im Stuhl zusammen und schlägt sich mit den Fäusten gegen den Kopf. Ich muss eine ganze Weile behutsam auf sie einreden und ihr sagen, dass sie bei Frau Gast in der Praxis ist, dass sie bei mir sicher ist und ihr niemand mehr wehtun wird. Sie kann zunächst nicht glauben, dass der Täter (Partner der Mutter) verstorben ist, »weil er doch immer noch jede Nacht kommt und mir wehtut«, und sie dies in Flashbacks einschließlich taktiler Empfindungen und somatoformer Schmerzen genau so empfindet. Gleichzeitig darf sie davon nicht sprechen, weil der Täter gedroht hat, dass er dann ins Gefängnis komme und die Mutter sich umbringen werde. Dass der leibliche Vater sich tatsächlich suizidiert hatte, war eine besonders schreckliche Bedrohung für Frau B. In dieser Bedrängnis geriet die Großkleine mehrfach in suizidale Krisen und tröstete sich mit der Vorstellung, zu den Delphinen ins Meer hinauszuschwimmen und nie wiederzukommen.

Nachdem sie wieder Lebensmut schöpft und ich ihr Hoffnung machen kann, dass sie die »alten inneren Filme« (Flashbacks) überwinden kann, lässt sie sich auf eine EMDR-Behandlung ein. Auch hier ist es erforderlich, von allen Anteilen eine Zustimmung zu erhalten und sich eine innere Konfiguration der anderen Anteile zu überlegen. Bei Frau B. nahm dies mehrere Wochen und Therapiestunden in Anspruch, bevor die eigentliche EMDR-Sitzung durchgeführt werden konnte. Auf diese Art und Weise wurden Zug um Zug die traumatischen Erinnerungen der »Kinder« und der »Jugendlichen« prozessiert und in das Alltagsbewusstsein integriert.

KAPITEL 7

Eine schwierige, aber wichtige Differenzialdiagnose: Dissoziative Identitätsstörung und Erkrankungen aus dem Schizophreniespektrum – eine Fallvignette

In differenzialdiagnostischen Abwägungen sind Dissoziative Identitätsstörungen besonders dann zu beachten, wenn Veränderungen in der Wahrnehmung von Sinneseindrücken oder Gedanken auftreten (Brand, Armstrong et al. 2006; Espirito-Santo et al. 2009; Modestin et al. 2007). Oft fehlt dabei zunächst der direkte Bericht der Betroffenen über Stimmen im Kopf, die nicht die eigenen sind, oder den Eindruck, dass die Gedanken verändert seien, beeinflusst oder fremd. Berichtet werden diese Phänomene zunächst zum Teil nicht, weil die Betroffenen selbst, einer inneren Aufforderung folgend, nicht mit anderen über das Erlebte sprechen, sie selbst aber auch das Gefühl haben, »verrückt« zu werden oder von anderen als »verrückt« bezeichnet zu werden (Brand McNary et al. 2006; Brand 2012; Gast et al. 2001; Wirtz & Frommberger 2013).

Dissoziative Symptome treten bei vielen psychischen Störungen als Einzelsymptome, teilweise auch als komorbides Syndrom auf (Modestin & Erni 2004; Mueller-Pfeiffer et al. 2012) und sind dann als komorbide Störung zu beschreiben, dies vor allem bei einfachen oder komplexen posttraumatischen Belastungsstörungen (Rodewald, Wilhelm-Göling et al. 2011), emotional instabilen Persönlichkeitsstörungen (Priebe & Schmahl 2009), aber auch Zwangserkrankungen, somatoformen Störungen, affektiven Störungen, Angsterkrankungen und dem Aufmerksamkeitsdefizit- und Hyperaktivitätssyndrom (Priebe & Schmahl 2009; Stein et al. 2011). Das Gleiche gilt für das Auftreten dissoziativer Symptome bei psychotischen Störungen (Modestin et al. 2007; Moskowitz et al. 2008; Schäfer et al. 2006; Szteinberg et al. 1994). Herauszugreifen ist hier jedoch, dass im klinischen Kontext dissoziative Symptome leicht mit psychotischen Symptomen verwechselt werden können, mit diesen gleichgesetzt oder letztlich übersehen werden (Modestin & Erni 2004; Moskowitz et al. 2008; Rodewald, Dell et al. 2011; Steinberg et al. 1994). Bezogen auf Phänomene wie Depersonalisation und Derealisation, die de facto als dissoziative Phänomene zu betrachten sind, beruht diese Problematik bereits auf der Tatsache, dass die Phänomene den Ich-Störungen in der klassischen psychopathologischen Befunderhebung zugeordnet werden (AMPD 2007; Wirtz et al. 2013), wobei im Hinblick auf diese komplexen Phänomene in der Regel keine Unterscheidung hinsichtlich psychotischer oder dissoziativer Symptomqualität erfolgt (Wirtz et al. 2007). Noch schwieriger ist die Differenzierung im Hinblick auf Veränderungen der Wahrnehmung. Hier wird das Hören von Stimmen, seien sie explizit abgrenzbar oder nur als Gemurmel (Akoasmen) verständlich, häufig unmittelbar psychotischem Erleben zugeordnet (Moskowitz et al. 2008; Rodewald, Dell et al. 2011; Wirtz et al. 2007). Für den Fall, dass ein Realitätsbezug bestehe und die Stimmen vom Stimmen Hörenden als nicht der »Realität« zugehörig erkannt werden, wird terminologisch dann von Pseudohalluzinationen gesprochen (AMDP 2007) .

Letztlich ist die Differenzierung dissoziativer und psychotischer Syndrome, z. T. sogar die Differenzierung einer möglichen Komorbidität anhand von Phänomenen wie Derealisations- und Depersonalisationsphänomenen bzw. Wahrnehmungsstörungen, teilweise sogar Wahnsymptomen schwierig, wie der folgende Fall zeigt (siehe zu dieser Thematik auch 3):

Frau R.[64] beschrieb ihre Kindheit und Jugend als sehr belastend. So sei ihr Vater gegenüber der Mutter sehr oft gewalttätig gewesen, Gewalt gegenüber der Patientin und ihrer 10 Jahre jüngeren Schwester berichtete sie zu Beginn ihrer Behandlung zunächst nicht. Allerdings sei sie selbst überwiegend bei ihrer Großmutter aufgewachsen, während die Schwester bei den Eltern geblieben sei. Die Großmutter wiederum hätte wegen häuslicher Gewalt von ihrem Mann getrennt gelebt. Frau R. gab an, dass sie sich an ihre Kindheit bis etwa 9 Jahre kaum erinnern könne, alles sei vage und unkonkret. Danach erinnert sie eine Atmosphäre von emotionaler Kälte und Abweisung. Nach dem 9. Lebensjahr habe sie nach einem Umzug der Familie wieder regelmäßig Kontakt zu ihren Eltern gehabt, habe in einem Zimmer im Dachgeschoß des Hauses von Eltern und Großmutter gelebt, sei dorthin regelrecht »verbannt« worden, habe das Dachgeschoßzimmer nur zum Schulbesuch und der Einnahme der Mahlzeiten verlassen dürfen. Auch diese Lebensphase ist aufgrund von Gedächtnislücken nur bruchstückhaft erinnerbar. Im Alter von 17 Jahren sei die Großmutter der Patientin verstorben, sodass sie letztlich, da sie auch zu ihrer Schwester keinen guten Kontakt habe aufbauen können, die einzige wichtige Bezugsperson verloren habe. Diese Zeit sei für Frau R. sehr schwierig gewesen, da sie fast durchgehend Probleme mit sozialen Kontakten gehabt habe, dennoch habe sie es irgendwie geschafft, habe einen Realschulabschluss und im Anschluss daran eine Ausbildung zur Steuerfachangestellten abschließen können. Nach dem folgenden einjährigen Besuch einer kaufmännischen Berufsfachschule habe sie dann über 4 Jahre als Steuerfachangestellte und weitere 2 Jahre als Sachbearbeiterin in der Finanzbuchhaltung gearbeitet. Seit 3 Jahren – vor Beginn der nun 3. stationär psychiatrischen Behandlung – bestehe Arbeitsunfähigkeit, da Frau R. ihren Alltag nicht mehr im Griff gehabt und es letztlich zur Arbeit nicht mehr geschafft habe.

---

64 Dieses Fallbeispiel orientiert sich an der Geschichte einer realen Patientin, allerdings sind alle persönlichen Merkmale so weit verändert, dass direkte Rückschlüsse auf die tatsächliche Patientin nicht möglich sind.

Das Durchhalten an Arbeitsstellen habe immer große Disziplin und inneren Zwang von ihr verlangt, sie habe alle Konzentration darauf richten müssen. Überhaupt eine Tagesstruktur und Arbeit einhalten zu können, Kontakte zu anderen Menschen habe sie nur wenig eingehen können, da auch diese Kontakte für sie sehr anstrengend gewesen seien.

Trotz zweier mehrwöchiger stationär psychiatrisch-psychotherapeutischer Behandlungen habe sie keine Kontrolle über ihre Krankheitssymptome erreicht, auch eine über 3 Jahre anhaltende ambulante psychotherapeutische Behandlung habe sie letztlich nicht stabilisiert.

Im klinischen Befund imponierten zu Beginn der stationären Behandlung ein sehr wechselhaftes Bild – explosives Auftreten, vor allem aber ein deutliches Misstrauen, eine intensive Kontaktaufnahme, dann wiederum eine teilweise regelrechte Starre in der nonverbalen Kommunikation. Neben Misstrauen und abweisendem Beziehungsverhalten zeigten sich aber auch eine deutliche Suche nach Nähe und ein »Angepasst-Sein«, z.T. in längeren Gesprächssituationen in raschem Wechsel. So blickte die Patientin zunächst zum Teil eher am Untersucher vorbei, antwortete einsilbig mit Ja oder Nein, um dann ganz überraschend zu äußern: »Sie verstehen mich nicht«, »Ihre Fragen sind falsch«, dann zu verharren ohne Reaktion auf eine Nachfrage, ohne mimische Reaktion, um dann ebenso unvermittelt Blickkontakt aufzunehmen und freundlich, fast lächelnd, nachzufragen: »Ich habe Sie nicht verstanden, haben Sie eine Frage gestellt?«

Aufmerksamkeit und Konzentration schienen klinisch unbeeinträchtigt. Das formale Denken, obgleich kohärent, zeigte dennoch eine deutliche Sprunghaftigkeit, wobei Frau R. im Gespräch auch nach wiederholten Themenwechseln den Gesprächsfaden wieder aufnehmen konnte. Auffälligkeiten im inhaltlichen Denken und der Wahrnehmung wurden zu Beginn der Behandlung vom aufnehmenden Kollegen zunächst nicht berichtet. Der Affekt schien initial sehr wechselhaft, teilweise niedergestimmt, fast verzweifelt, dann nahezu parathym oder auch euphorisch. Es bestand eine erhöhte

Schreckhaftigkeit. Initial deutete sich Depersonalisations- und Derealisationserleben an, wobei Frau R. beschrieb, dass sie unter hoher Anspannung wie neben sich stünde, manchmal auch tagelang sich wie distanziert von der Welt erlebe, wie in einer Seifenblase. Der Antrieb erschien teilweise gehemmt, reduziert, nur um phasenweise in einen außerordentlichen Tatendrang zu münden. Das Vorhandensein von Suizidgedanken wurde von Frau R. spontan berichtet, selbstverletzendes Verhalten wurde aber ebenso wie konkrete Suizidgedanken oder Handlungspläne verneint.

Bereits in der Vorgeschichte waren im Zusammenhang mit ähnlichen Symptomschilderungen die Diagnosen einer rezidivierenden depressiven Störung und einer emotional instabilen Persönlichkeitsstörung vom Borderline-Typ gestellt worden. In der aktuellen Situation drängte sich die diagnostische Einschätzung einer affektiven wie auch als Kerndiagnose einer emotional instabilen Persönlichkeitsstörung auf.

So schienen zentrale Kriterien einer Borderline-Störung (nach ICD-10 F60.31) [6] erfüllt:

Grundsätzlich bestand im Sinne der emotional instabilen Persönlichkeitsstörung eine deutliche Tendenz, impulsiv zu handeln und die Konsequenzen nur zum Teil zu berücksichtigen. Darüber hinaus bestand eine wechselnde, instabile Stimmung. Vorausplanen war zum Teil schwierig, dabei konnte es zu Ausbrüchen intensiven Ärgers kommen, die sich in verbalen Ergüssen ausdrückten, allerdings nicht zu gewalttätigem Verhalten führten. Weiterhin war der Umgang mit Kritik deutlich erschwert.

Darüber hinaus drängte sich die Einschätzung des Borderline-Typus der emotional instabilen Persönlichkeitsstörung auf aufgrund der Instabilität des eigenen Selbstbildes, der Ziele von Frau R. und der Andeutung von Instabilitäten »innerer Präferenzen«. Ein Gefühl chronischer innerer Lehre deutete sich an. Die Neigung zu intensiven, wenn auch länger dauernden, so doch zu wiederholt emotionalen Krisen führenden Beziehungen mit der Schwierigkeit, sich abzulösen und Distanz zu erlangen, zeigte sich bei Frau R. in mehreren teils durch Gewalt geprägten, teilweise explizit sadomasochistischen

Beziehungen, aus denen sie sich, obwohl sie Opfer von Gewalt wurde, nicht lösen konnte. Selbstschädigende Verhaltensweisen kamen in diesem Zusammenhang vor, auch wenn kein explizit selbstverletzendes Verhalten durch Ritzen, Verbrennen o. Ä. stattfand.

Nach DSM-5 (Falkai & Wittchen 2015) zeigte sich:

1. Das verzweifelte Bemühen, »Verlassen werden« zu vermeiden, mit einer hohen Ambivalenz in Beziehungen, Selbstabwertungen und Abwertungen des Interaktionspartners, aber einer Unfähigkeit, schädigende Interaktionen zu verlassen.
2. Es kam zu zwar nicht instabilen, aber intensiven partnerschaftlichen Beziehungen, die hier stark durch einen Wechsel zwischen extremer Idealisierung und Entwertung gekennzeichnet waren.
3. Es bestand eine ausgeprägte und andauernde tatsächliche Instabilität des Selbstbildes wie auch der Selbstwahrnehmung.
4. Es bestand eine deutliche affektive Instabilität, die durch minimale Reize von außen, zum Teil aber auch spontan entstand mit zum Teil ausgeprägter Dysphorie und Reizbarkeit, zum Teil einem Wechsel in fast euphorische, freundliche und dann traurige Stimmung.
5. Zunehmend wurde ein chronisches Gefühl von Leere beschrieben.
6. Es bestand fast durchgehend das chronische Gefühl von innerer Lehre. Darüber hinaus deuteten sich paranoide Vorstellungen und dissoziative Symptome an.

Vor diesem Hintergrund wären auch nach DSM-5 die Kriterien für die Diagnose einer emotional instabilen Persönlichkeitsstörung vom Borderline-Typ erfüllt gewesen.

Im weiteren Behandlungsverlauf kam es einerseits zu einer Verbesserung der therapeutischen Beziehung mit einem Rückgang des initialen Misstrauens, in Konfrontation mit der therapeutischen, vor allem strukturierenden, aber teilweise auch klärenden und bewältigungsorientierten psychotherapeutischen Arbeit andererseits zu mitunter massiven Anspannungszuständen und zunehmend suizidalen Gedanken. Dabei gelang es Frau R. allerdings, offener über ihre

Wahrnehmung von sich selbst und ihrer Umwelt zu berichten. So schilderte sie zunehmend, dass ihre Gedanken gesteuert seien, sie sich zum Teil unter dem Einfluss »anderer Mächte« erlebe, diese auch mit ihr kommunizieren würden und sie manchmal ein Wirrwarr von Stimmen, die sie nur zum Teil verstünde, im Kopf habe. In dieser Entwicklung wirkte Frau R. zwar einerseits offener, teilweise aber fremd, unerreichbar, und ihre Verhaltensweisen waren zum Teil bizarr, teilweise auch zunehmend bedrohlich. Die Behandlungssituation eskalierte, als Frau R. auf ein Flachdach kletterte, da ihr widerstreitende Stimmen befahlen, sich zwischen »gut und böse« zu entscheiden. Nur da sie sich für die »guten Stimmen« entscheiden konnte, gelang es ihr, nicht vom Dach zu springen.

In der Folge wurde das Vorliegen einer Störung aus dem Schizophreniespektrum anhand folgender Kriterien diskutiert:

Ein zentrales Kriterium war die Äußerung, dass Gedanken beeinflusst, zum Teil gar gesteuert würden. Ein weiteres das Auftreten akustischer Halluzinationen, dann ein zunehmendes Misstrauen mit zum Teil bizarren Verhaltensweisen und sich andeutende formale Denkstörungen sowie das schwer objektivierbare Gefühl, dass die Patientin Gedankeninhalte oder Wahrnehmungen bewusst nicht preisgeben möchte. Dabei fehlten dialogisierende oder imperative Stimmen, es fehlte katatone Symptomatik ebenso wie eine anhaltende Negativsymptomatik oder kognitive Einschränkungen. Auffällig war aber eine fluktuierende und teils massiv ausgeprägte Desorganisation im Reden und Denken wie auch im Verhalten von Frau R. Dabei schien sie zum Teil fast kindlich von einem belanglosen Thema zum nächsten zu springen, um sich im nächsten Moment mit tiefsinnigen Gedanken auseinanderzusetzen. Nachfragen nach einem Sinnzusammenhang mit ihren Aussagen schienen sie zu irritieren, eine Intention ihrer Aussagen ließ sich zum Teil kaum abgrenzen. Nach auf sie offenbar irritierend wirkenden Gesprächen lief sie zum Teil wie ratlos über den Flur der Station, verharrte zum Teil kurz, blickte um sich, suchte Gesprächskontakte, brach diese aber ohne etwas zu sagen wieder ab, verschwand zum

Teil auch von Station und konnte manchmal in ihrem Zimmer, manchmal in anderen Teilen des Krankenhauses kauernd, ratlos, teilweise zitternd wieder aufgefunden werden.

Nachdem aufgrund der drohenden Selbstgefährdung eine Behandlung im geschützten Rahmen einer psychiatrischen Akutstation notwendig geworden war, erfolgte eine antipsychotische Medikation, die zwar zu einer emotionalen Distanziertheit von Frau R. ihren Symptomen gegenüber führte, diese Symptome als solche allerdings ebenso wenig wie eine schrittweise zusätzlich eingeführte antidepressive Medikation veränderte.

Nach einem Behandlungsverlauf von dann bereits 10 Wochen kam es zu einer weiteren Veränderung des psychopathologischen Bildes. Vermehrt wurde vor allem nachts beobachtet, wie sich Frau R. in stuporösen Zuständen befand, starr, offenbar wach, aber nicht auf Ansprache reagierend, häufig in ihrem Zimmer, teilweise auf dem Bett, teilweise in einer Raumecke lag, zitterte, teilweise wimmerte und z. T. über Stunden diese stuporösen Zustände nicht durchbrochen werden konnten. Teilweise bestanden für diese Episoden Amnesien, nur schrittweise konnte Frau R. berichten, dass sie z. T. die Mitarbeiterinnen des therapeutischen Teams wahrnehme, sich dann aber nicht sicher sei, ob es sich tatsächlich um Therapeuten handele, teilweise auch gar nicht wisse, ob sie im Krankenhaus sei, sondern vielmehr erlebe, wie sie in ihrer Familie, aber auch durch Dritte, körperliche und auch sexuelle Gewalt erfahre, teilweise in diesen Zuständen dann nicht trennen könne, was jetzt sei und was Vergangenheit sei. Zunehmend konnte sie weitere Inhalte des intrusiven Erlebens berichten, schrittweise dann auch über Albträume sprechen. Im weiteren Verlauf wurde deutlich, dass das initial als bizarr erscheinende Verhalten damit im Zusammenhang stand, dass Frau R. zeitweise die motorische Kontrolle über ihre Beine oder auch Arme verlor, teilweise ihren Körper nur bruchstückhaft fühlen konnte. Dennoch gelang es ihr erst weitere 3 Wochen später, darüber zu berichten, dass sie fast dauernd von unterschiedlichen Stimmen begleitet würde, diese z. T. nicht einordnen könne, z. T. aber auch kenne. Weitere 2 Wochen nach diesem Bericht konnten erstmals tatsächliche Wechsel zwischen unterschiedlichen Persönlichkeitszuständen mit unterschiedlicher verbaler, aber auch nonverbaler Kommunikation, unterschiedlichen Fähigkeiten und Erlebensweisen beobachtet und exploriert werden.

In einer charakteristischen Gesprächssequenz versuchte Frau R. ihr Verhalten in einer Konfliktsituation auf Station zu erklären, in der sie einen Mitpatienten im Speisesaal angeschrien hatte. Während sie zusammenhängend und klar nachvollziehbar den Hergang des Streites schilderte, verlangsamte sich zunächst kurz ihre Sprache, und es kam wie zu einem kurzen Verstummen, woraufhin sie relativ unvermittelt verstummte, auch das Wort nicht mehr selbst ergriff. In diesem Moment schienen ihre Gesichtszüge zunächst wie erstarrt, auf Nachfrage, was sie den weiter über den Streit berichten könnte, schien sie wie kurz zu erwachen, ihr Blick schien zunächst suchend, irritiert beim Anblick des Gesprächspartners, und es vergingen Sekunden, bis sie einzelne Worte artikulieren konnte, die in einer völlig veränderten, kindlich »piepsigen« Stimme intoniert waren: »… nicht wehtun …«, Pause, »… ich wollte das nicht …«, Pause, »… ich weiß nicht …«, Pause. Dabei erinnerten Mimik, Gestik und Habitus an ein zusammengekauertes, ängstliches Kind.

Erst zu diesem Zeitpunkt wurden die Differenzialdiagnose einer dissoziativen Störung im engeren Sinne und dann einer Dissoziativen Identitätsstörung erwogen.

Anhand der Kriterien nach DSM-5 können nun die psychopathologischen Symptome von Frau R. strukturiert eingeordnet werden:

Die diagnostischen Kriterien der Dissoziativen Identitätsstörungen nach DSM-5 beinhalten als Kriterium A eine Störung der Identität, die durch zwei oder mehr unterscheidbare Persönlichkeitszustände gekennzeichnet ist und in einigen Kulturen auch als das Erleben von Besessenheit beschrieben wird. Die Störung der Intensität umfasst eine deutliche Diskontinuität des Bewusstseins des eigenen Selbst und des Bewusstseins des eigenen Handelns, begleitet von damit verbundenen Veränderungen des Affekts, des Verhaltens, des Bewusstseins, des Gedächtnisses, der Wahrnehmung, des Denkens und/oder sensorisch-motorischer Funktionen. Diese Merkmale und Symptome können von anderen beobachtet oder von der Person selbst berichtet werden. Das Kriterium B beschreibt wiederkehrende Lücken bei der Erinnerung alltäglicher Ereignisse, wichtiger persönlicher Informationen und/oder traumatischer Ereignisse, die nicht als gewöhnliche Vergesslichkeit zu werten sind. Das Kriterium C beschreibt, dass die Symptome in klinisch bedeutsamer Weise Leiden oder Beeinträchtigungen verursachen in sozialen, beruflichen oder anderen wichtigen Funktionsbereichen. Das Kriterium D beschreibt, dass das Störungsbild nicht normaler Bestandteil breit akzeptierter kultureller oder religiöser Praktiken ist. Darüber hinaus beschreibt Kriterium E, dass die Symptome nicht Folge der physiologischen Wirkung einer Substanz (z. B. Blackout oder ungeordnetes Verhalten während einer Alkoholintoxikation) oder eines medizinischen Krankheitsfaktors (z. B. komplex fokale Anfälle) sind.

Somit sind neben den offensichtlichen Persönlichkeitswechseln die Hinweise auf eine Störung der Identität, des Gedächtnisses, auch der Wahrnehmung im Sinne von Stimmen hören und des Denkens im Sinne einer formalen Denkstörung bzw. Desorganisation des Denkens und die Störung sensorisch-motorischer Funktionen mit Sensibilitäts- und Kontrollstörung der Muskulatur von Frau R. unter Kriterium A nach DSM-5 einzuordnen. De facto konnten die Merkmale zunächst von außen beobachtet, dann aber auch von Frau R. selbst beschrieben werden. Die beschriebenen amnestischen Lücken entsprechen Kriterium B. Die gesamte Symptomatik löste massive Verzweiflung bei der Patientin aus und beeinträchtigte sie in allen relevanten Lebensbereichen, womit auch Kriterium C erfüllt war. Definitiv konnte die Symptomatik nicht als normaler Bestandteil breit akzeptierter kultureller oder religiöser Praktiken eingeordnet werden und stand auch nicht im Zusammenhang mit physiologischen Substanzwirkungen oder medizinischen Krankheitsfaktoren, womit auch die Kriterien D und E erfüllt waren.

Nachdem die Diagnose einer emotional instabilen Persönlichkeitsstörung vom Borderline-Typ aufgrund der oben genannten Kriterien mit einem im Verlauf zunehmend fehlenden selbstverletzenden Verhalten, einer zunehmend fehlenden Polarisierung, einer zunehmenden Veränderung der affektiven Instabilität und Veränderung des Gefühls der chronischen Leere sowie einem fast vollständigen Verschwinden der Impulsivität nicht bestätigt werden konnte, stellt die zentrale Differenzialdiagnose die Unterscheidung zwischen einer Störung aus dem schizophrenen Formenkreis und der dissoziativen Identitätsstörungen dar.

Folgende Kriterien können diese Unterscheidung erleichtern (Gast et al. 2000; Moskowitz et al. 2008; Steinberg et al. 1994) (Abbildung 1):

1. Tatsächliche dissoziative Zustände wie stuporöse Phänomene, Amnesien, Fugue-Zustände, Depersonalisations- oder Derealisationserleben sowie somatoforme dissoziative Symptome treten im Rahmen von dissoziativen Identitätsstörungen häufig zum Teil anhaltend, zum Teil abwechselnd, häufig aber als komplexes Syndrom auf, während diese Symptome im Rahmen tatsächlicher schizophrener Erkrankungen wenn, dann isoliert, häufig im Kontext bizarrer Wahnideen oder Systeme oder im Rahmen eines ausgeprägten Negativsyndroms auftreten.
2. Wiederholte, reproduzierte und auch reproduzierbare Wechsel von Persönlichkeitszuständen sind charakteristisch für dissoziative Identitätsstörungen, im Rahmen schizophrener Störungen kann es hingegen zum Auftreten einer Unsicherheit bzgl. der eigenen Identität oder der eigenen Rolle in der Gesellschaft kommen, allerdings kommt es nie zum Auftreten des tatsächlichen Wechsels von Persönlichkeitszuständen.
3. Akustische Halluzinationen stellen bei dissoziativen Identitätsstörungen Dialoge zwischen unterschiedlichen Persönlichkeitszuständen dar. Oft werden diese Stimmen ähnlich zu Gedanken beschrieben, zum Teil werden die Stimmen als schwer verständlich oder durcheinander beschrieben. Im Verlauf der Erkrankung und der Kommunikation über die akustischen Wahrnehmungen kommt es jedoch fast immer zu einer Klärung der Stimmeninhalte mit der Möglichkeit der Zuordnung der Kommunikation

Psychopathologische Symptome/ Syndrome	Dissoziative Identitätsstörung (DIS)	Schizophrenien
(Mini-)Trance stuporöse Phänomene, Amnesien, Fugue-Zustände, Depersonalisations- oder Derealisationserleben, somatoforme dissoziative Symptome	▪ Insgesamt häufig, ▪ zum Teil anhaltend, ▪ zum Teil abwechselnd, ▪ häufig als komplexes Syndrom: ▪ z.B. »Mir fehlen manchmal Stunden oder Tage, an die ich mich nicht erinnern kann« oder »Ich finde manchmal Zettel bei mir, weiß nicht mehr, wann ich das geschrieben habe – bzw. dass ich da überhaupt geschrieben habe!«	▪ Wenn überhaupt, dann isoliert, ▪ häufig im Kontext bizarrer Wahnideen oder Systeme ▪ oder im Rahmen eines ausgeprägten Negativsyndroms
Wiederholte, reproduzierte und auch reproduzierbare Wechsel von Persönlichkeitszuständen	▪ Charakteristisch: ▪ umschriebene Wechsel im psychopathologischen Befund: ▪ z. B.: Spachduktus, Gestik, Mimik, Blickkontakt, affektive Modulation verändern sich, ein flüssiges kohärentes Gespräch kommt plötzlich ins Stocken, fast Stottern, in kurzen Zeitabschnitten kann sich so der verbale und non-verbale Kontakt verändern: Zunächst kooperative Patientin zeigt bei Erheben der biografischen Anamnese bei der Frage nach der Mutter einen abrupten Befundwechsel mit der Anmerkung: »Mischen Sie sich gefälligst nicht ein!«	▪ Auftreten einer Unsicherheit bzgl. der eigenen Identität oder der eigenen Rolle in der Gesellschaft, ▪ kein ausdrücklicher Wechsel von einem Persönlichkeitszustand in den anderen

Psychopathologische Symptome/ Syndrome	Dissoziative Identitätsstörung (DIS)	Schizophrenien
Akustische Halluzinationen	▪ Imperative, kommentierende oder dialogisierende Stimmen ▪ im Verlauf der Therapie kommt es in der Regel zu einer Klärung der Stimmeninhalte mit der Möglichkeit der Zuordnung zu einzelnen Persönlichkeitszuständen ▪ oft Dialoge zwischen unterschiedlichen Persönlichkeitszuständen, ▪ oft werden diese Stimmen ähnlich zu Gedanken beschrieben, ▪ zum Teil werden die Stimmen als schwer verständlich oder durcheinander beschrieben ▪ z. B. »Oft habe ich Stimmen von Kindern im Kopf oder auch sehr bedrohliche Stimmen, die mir Angst machen und über die ich nicht sprechen kann; ich weiß aber, dass das nur in meinem Kopf stattfindet.«	▪ Imperative, kommentierende oder dialogisierende Stimmen ▪ in der Regel fremd (auch fremd bleibend), ▪ nicht einfühlbar, ▪ bizarren Inhalts
Wahnvorstellungen oder als Wahnvorstellung anmutende Gedanken oder Überzeugungen	▪ Wahnähnliche Überzeugungen (z. B. Vorstellung der eigenen Getrenntheit und Unabhängigkeit von den anderen – z. B. suizidalen – Persönlichkeitszuständen) ▪ für die Alltags-Persönlichkeit zunächst schwer einfühlbare Gedankengänge, die häufig in der Zusammenschau einem bestimmten Persönlichkeitszustand	▪ Häufig bizarr, ▪ geprägt durch massive, fremd empfundene, uneinfühlbare Beeinträchtigungs-, Verfolgungs- oder andere Wahnthemen, die äußere Ereignisse, politische oder religiöse Zusammenhänge beinhalten,

Psychopathologische Symptome/ Syndrome	Dissoziative Identitätsstörung (DIS)	Schizophrenien
	zugeordnet werden und als einer inneren – kindlichen oder traumabedingten – Logik folgend nachvollzogen werden können ▪ z. B. »Ich habe das Gefühl, es ist etwas los, ich weiß aber nicht, was ist.« Oder »Ich spüre Angst. Obwohl ich weiß, dass nichts Gefährliches passieren kann, fühle ich mich bedroht.« Oder »Ich habe das Gefühl, es wird ›etwas‹ passieren.« Oder »Ich habe das Gefühl, ich falle in ein schwarzes Loch …«	▪ lassen sich nicht einzelnen Persönlichkeitszuständen zuordnen
▪ Formale Denkstörungen und katatone Symptome ▪ anhaltende kognitive Störungen	▪ Können im Sinne der kindlichen oder traumabedingt geprägten Logik auftreten	▪ Verlaufsabhängig häufig, teilweise charakteristisch ▪ häufig
▪ Ein anhaltendes Negativsyndrom	▪ Tritt nicht auf	▪ Verlaufsabhängig zum Teil häufig, gelegentlich charakteristisch

Abbildung 1 Differenzialdiagnose zwischen Störungen aus dem schizophrenen Formenkreis und der Dissoziativen Identitätsstörung

zu einzelnen Persönlichkeitszuständen. Hingegen sind akustische Halluzinationen im Rahmen schizophrener Erkrankungen, wenn sie überhaupt einen klaren Hinweis auf schizophrene Erkrankungen liefern können, in der Regel fremd, nicht einfühlbar, bizarren Inhalts, wobei allein das Kriterium imperativer, kommentierender oder dialogisierender Stimmen eine Trennung zwischen sogenannten psychotischen akustischen Halluzinationen oder den akustischen Halluzinationen von Menschen mit Dissoziativen Identitätsstörungen nicht zulässt. Tatsächlich sollte beim Auftreten des Symptoms Stimmen hören immer das Vorliegen einer dissoziativen Störung differenzialdiagnostisch erwogen werden.

4. Wahnvorstellungen oder als Wahnvorstellung anmutende Gedanken oder Überzeugungen bei Dissoziativer Identitätsstörung repräsentieren immer die für die Gesamtpersönlichkeit zunächst schwer oder nicht einfühlbaren Gedankengänge von Persönlichkeitszuständen, die häufig jedoch in der Zusammenschau einem bestimmten Persönlichkeitszustand als stimmig und dann auch differenzierbar zugeordnet werden können. Im Gegensatz dazu sind Wahnideen im Rahmen schizophrener Erkrankungen häufig bizarr, geprägt durch massive, fremd empfundene, uneinfühlbare Beeinträchtigungs-, Verfolgungs- oder andere Wahnthemen, die äußere Ereignisse, politische oder religiöse Zusammenhänge beinhalten, sich aber in keinem Fall einzelnen Persönlichkeitszuständen zuordnen lassen.
5. Im tatsächlichen Gegensatz zur schizophrenen Erkrankung sind formale Denkstörungen und katatone Symptome im engeren Sinne bei Dissoziativen Identitätsstörungen kaum abgrenzbar. Anhaltende kognitive Störungen oder ein anhaltendes Negativsyndrom treten bei dissoziativen Störungen nicht auf und können somit als das sicherste Unterscheidungsmerkmal zwischen schizophrenen Erkrankungen und Dissoziativen Identitätsstörungen gelten.

Insgesamt macht der Fall von Frau R. deutlich, dass in den vorhandenen Erhebungsinstrumenten zur Erfassung des psychopathologischen Befundes eine differenzierte Erfassung dissoziativer Symptome, die zur Abgrenzung dissoziativer Syndrome führen kann, zu wenig betont ist bzw. ganz fehlt, was dazu führte, dass initial differenzialdiagnostisch das Vorliegen einer dissoziativen Störung nicht erwogen wurde. Vor diesem Hintergrund sind zur Orientierung über das Vorliegen dissoziativer Syndrome z. B. aus dem AMDP-Befund einzelne richtungsweisende Symptome herauszuheben: Dazu gehören

a) amnestische Phänomene
b) Stimmen hören
c) umschriebene Wechsel in Affektivität, nonverbaler Kommunikation und Habitus.

Wenn eines dieser Phänomene, mindestens aber wenn zwei oder alle drei Phänomene auftreten, sollte eine strukturierte diagnostische Erfassung möglicher dissoziativer Störungen und insbesondere der Dissoziativen Identitätsstörung gerade auch zur Abgrenzung zu psychotischen bzw. schizophrenen Störungen erfolgen.

KAPITEL 8

Berichtbeispiel zum Erstantrag[65]

Alter:	50 Jahre
Geschlecht:	w
Familienstand:	verheiratet, 4 Kinder, 3 Pflegekinder
Beruf:	Grundschullehrerin, zz. Hausfrau
Bisherige Sitzungen:	5 Std. probatorische Sitzungen
Beantragte Sitzungen:	160 Std.
Verfahren:	modifizierte psychoanalytische Psychotherapie
Frequenz:	1–2× pro Woche

Spontanangaben der Patientin

Frau C. berichtet zunächst ausführlich über ihr Nicht-Genügen und »soziales Versagen« als Mutter und Ehefrau. Insbesondere »mache ich mir einen Haufen Probleme mit meiner Sexualität. Ich bin ständig damit beschäftigt, wie ich es meinem Mann beim Sex recht machen kann. Dabei habe ich eigentlich gar keine Lust. Dieser Zwiespalt wird immer schlimmer. Wenn ich zeige, was ich wirklich mag, geht innerlich ein Schalter aus.« Nur zögerlich berichtet sie über depressive Symptome: »Eigentlich habe ich zu nichts Lust, oft nicht mal zum Leben!«

In den letzten 30 Jahren machte Frau C. verschiedene Anläufe für

65 Bericht an den Gutachter nach den Vorgaben der in Deutschland gültigen Psychotherapie-Richtlinien (Rüger et al. 2015)

Psychotherapie, die zunächst enttäuschend verliefen. Wiederholt brach Frau C. nach wenigen Stunden ab, da sie sich nicht weiter öffnen konnte, einmal beendete die Therapeutin nach 25 Stunden, da diese keinen Bedarf mehr erkennen konnte. Vor fünf Jahren beging Frau C. einen Suizidversuch mit Tabletten aus dem Gefühl heraus, »endgültig verrückt« geworden zu sein: »Personen kamen nachts an mein Bett, ich konnte spüren, dass sie wirklich da sind. Vor allem wiederholte sich ständig, dass mein Vater am Bett stand.« Die darauf initiierte stationäre psychiatrische Behandlung und anschließende ambulante Therapie wurde erstmals als grundsätzlich hilfreich erlebt. Bereits damals wurden eine Fortsetzung und Wechsel zu traumafokussierter Behandlung empfohlen. Anlass für die damalige suizidale Krise waren Trennungsabsichten des Ehemannes, der mit dem überzogenen sozialen Kontrollbedürfnis der Patientin (s. u.) nicht mehr zurechtkam. Seither immer wieder Suizidgedanken und -Impulse, die den Ehemann (Gymnasiallehrer) alarmieren und diesen dazu bewegen, auf weiterer Therapie zu bestehen.

Auf weitere Nachfrage wird ein überraschend breites Spektrum an weiteren Symptomen deutlich: *Depressive Symptome:* Erschöpfungssymptome; passive lebensmüde Gedanken, aber auch einschießende drängende Impulse, gegen den Baum zu fahren, aus dem Fenster zu springen etc., um endlich Ruhe zu haben; *Zwangssymptome:* Kontrollzwänge, Putz- und Ordnungszwänge; Unruhe, wenn sie beim Putzen und Ordnen in der Wohnung etwas nicht kontrollieren kann; Probleme generell, wenn sie etwas nicht lenken und steuern kann. *Posttraumatische Symptome* in Form von Flashbacks von früheren Inzesthandlungen sowie massive Albträume und Schlafstörungen; *Angstsymptome:* Die Patientin geht allein kaum aus dem Haus und ist – unabhängig von der Familie – sozial vereinsamt – kaum Freunde. *Arbeitssucht:* »Vollblutmutter und -hausfrau bis zur Erschöpfung«, euphorisches Gefühl, alles geschafft zu haben, als Kompensation für Gefühle der Leere und Wertlosigkeit. *Dissoziative Symptome:* Gefühl, »gar nichts zu fühlen«, nur ein »Mechanismus« zu sein, wie ein Roboter zu funktionieren oder sich »in sich selbst verkriechen«, für Sekunden bis Minuten »in Trance« gehen.

Ebenso das Gefühl, »verschiedene Ebenen« in sich zu haben. Dies äußert sich auch in der Therapiemotivation: Eine »Ebene« sagt: »Wofür rennst du eigentlich hier zur Therapie?« Aus einer anderen »schreit es von ganz tief unten: Brich nicht wieder ab und lass dir endlich helfen!« Eine dritte »Ebene« springe sie regelrecht an: »Du redest nur Scheiße und Müll.« Eine weitere »Ebene« äußert sich in negativer Weise über die Therapeutin (»die pubertäre Göre in mir sagt – Therapeuten haben selber alle einen Schaden«); diese »Ebene« übernimmt in den familiären Auseinandersetzungen gelegentlich die Kontrolle, was der Patientin im »Alltagszustand« später extrem peinlich ist. Insgesamt habe sie das Gefühl, bereits mit 18 Jahren in fünf große Scherben »zerdeppert« gewesen zu sein; diese Scherben hätten sich im weiteren Leben immer weiter aufgespalten. »Ein richtiger Scherben-Haufen; in jeder Ecke liegen Scherben.« *Beziehungsprobleme:* Vertrauensprobleme zu anderen Menschen. Abgrenzungsschwierigkeiten von der Familie (»für die Familie und für die Kinder würde ich alles tun«). Starkes Kontrollbedürfnis, insbesondere der Tochter gegenüber; beständige Sorge, sie vor sexuellen Übergriffen schützen zu müssen.

Frau C. ist verheiratet, hat vier Kinder (25, 23, 20, 15 Jahre), zwei Enkelkinder (4 und 2 Jahre) und drei Pflegekinder (15, 14 und 12 Jahre alt), Letztere alle aus Familien, in denen es zu sexuellen Übergriffen gekommen war. Als Auslöser wird ein schleichender Verlauf durch Erschöpfung der bisherigen Bewältigungsstrategien vermutet sowie die schwindende Bereitschaft der Familie, insbesondere des Ehemannes, das altruistische und kontrollierende Arrangement mitzutragen. Auch führen pubertäre Auseinandersetzungen mit den Pflegekindern immer wieder zu »Ausrastern« und »Aussetzern« in Form von unkontrollierter verbaler reaktiver Aggressivität bei Frau C. sowie nachfolgender Suizidalität. Frau C. ist zur Zeit nur mit Mühe in der Lage, ihren alltäglichen Verpflichtungen hinsichtlich Haushalt und Kinderbetreuung nachzukommen.

Kurze Darstellung der lebensgeschichtlichen Entwicklung

Familienanamnese

Anamneseerhebung ist erschwert durch gravierende amnestische Lücken in der Kindheit. Frau C. ist älteste von insgesamt sieben Geschwistern, es kommt zu frühzeitiger Verantwortungsübernahme im Haushalt und bei Betreuung der Geschwister. Die *Mutter (+19 Jahre)* wird als blass und überfordert beschrieben, ohne emotionale Wärme. Nach außen war sie bemüht, eine »perfekte Familie« darzustellen. Der *Vater (+29 Jahre)* dagegen wird als vital, ruhelos, umtriebig beschrieben. Er war auf der einen Seite charmant, ein »Salonlöwe«, andererseits extrem leicht kränkbar und jähzornig. Unter Alkoholeinfluss wurde er beleidigend und gewalttätig, insbesondere gegen die jüngeren Brüder, die er im Rausch misshandelte. Er hatte in der Stadt ein renommiertes Architektenbüro, ließ sich später auf einen windigen Geschäftspartner ein und musste Konkurs anmelden. In dem Zusammenhang zog die Familie, als die Patientin 10 Jahre alt war, aufs Land. Dies seien schreckliche Jahre gewesen, die Mutter war wegen Depressionen oder Komplikationen in der Schwangerschaft häufig im Krankenhaus. In der Zeit begannen die regelmäßigen sexuellen Übergriffe durch den Vater. Auch vorher hatte dieser schon ein stark sexualisiertes Interesse an ihrer Körperpflege gezeigt und eine Kamera im Bad installiert. Vom 10. bis 18. Lebensjahr kam es zu regelmäßigem Geschlechtsverkehr, zum Teil nahezu unmittelbar unter den Augen der Mutter. Die Patientin versuchte mehrfach, sich Hilfe zu holen: Eine Schulfreundin wurde allerdings selbst sexuell misshandelt; die Mutter einer anderen Freundin riet ihr, das Schlafzimmer abzuschließen; eine Lehrerin rief aufgeregt bei den Eltern an, woraufhin der Vater die Patientin schwer verprügelte. Sie habe sich danach zunehmend verschlossen, sei zu müde gewesen, um ihre Freundschaften aufrechtzuerhalten. So sei sie zunehmend zur Außenseiterin geworden.

Mit 18 Jahren zog Frau C. zum jetzigen Ehemann, der erst später vom Inzest erfuhr. Auch nach dem Auszug gab es mehrmals »Bestechungsversuche« des Vaters, mit ihr gegen Geld zu schlafen. Bis zum

35. Lebensjahr bestand dennoch ein nach außen hin »normaler« (!) Kontakt zur Herkunftsfamilie. Als die Tochter der Patientin 10 Jahre alt wurde (in dem Alter hatte bei Frau C. der regelmäßige massive sexuelle Missbrauch begonnen), brach die Patientin den Kontakt ab und informierte den Ehemann erstmals umfassend.

Körperliche und psychische Entwicklung

Bis zum 10. Lebensjahr war Frau C. ein lebhaftes, selbstbewusstes, sportliches, musikalisches und kontaktfreudiges Kind. Danach zunehmend gedrückt und verschlossen, soziale Isolierung, zumal sie vom Vater extrem kontrolliert wurde. Entscheidungen der Eltern wurden als vollkommen willkürlich und unberechenbar erlebt, z.B. Umzug aufs Land. Musische und sportliche Förderung (Teilnahme an Volleyball-Turnieren oder am Schulorchester) wurde vom Vater aktiv unterbunden oder von ihrer sexuellen Willfährigkeit abhängig gemacht.

Soziale Entwicklung

Nach Realschulabschluss Ausbildung zur Sozialpädagogin, Abitur auf dem Abendgymnasium, Studium und Berufstätigkeit als Grundschullehrerin, seit 20 Hausfrau und Mutter, die Patientin »lebt« für ihre Kinder, Enkel- und Pflegekinder.

Krankheitsanamnese

Vor fünf Jahren suizidale Krise bei Trennungsabsichten des Ehemannes; stationäre psychiatrische Behandlung für vier Wochen, anschließend ambulante tiefenpsychologisch fundierte Psychotherapie (50 Std.), in der auf die depressive Symptomatik und altruistische Bewältigungsmechanismen fokussiert wurde. Die unterschiedlichen »Ebenen« der Patientin wurden bislang in den Vortherapien nicht thematisiert.

Psychischer Befund

Lebhaft, dynamisch, kraftvoll und selbstbewusst auftretende 50-jährige Frau, teils modisch flott, teils praktisch unauffällig gekleidet. Nach anfänglichem Schwung wird schnell eine große Erschöpfung deutlich. Vorsichtiger, aber insgesamt guter emotionaler Kontakt. Frau C. berichtet bereitwillig und differenziert über ihre Schwierigkeiten. Hohe Ambivalenz hinsichtlich der Therapiemotivation. Gleichwohl realistische Therapieziele: sich wieder spüren können, sich ganzheitlich fühlen können, nicht ständig den Schmerz von Verrat und Benutztwerden spüren, sich entspannen können. Neben differenzierter Einsicht massive Verleugnungstendenzen hinsichtlich der Auswirkungen des sexuellen Missbrauchs auf ihre (Symptom-)Entwicklung: Auf die Frage, wie der Inzest sie geprägt habe, antwortet sie, sie sei »unheimlich schnell erwachsen« geworden. Im weiteren Gespräch oszillieren zwischen »war nicht so schlimm«, »war selber schuld«, »hab's ja mitgemacht« und »unheimliche Wut« auf den Vater.

Misstrauen in Beziehungen, dies ist auch der Therapeutin gegenüber spürbar und sehr schambesetzt, kann aber thematisiert werden. Deutliche strukturelle Probleme: Schwierigkeiten, Gefühle wahrzunehmen, oszillieren von emotionaler Taubheit und Überflutung; kein kohärentes Selbstbild: »Power-Frau« versus Versagerin; Patientin beschreibt Gefühle von verschiedenen »inneren Ebenen« beziehungsweise »anderen in mir«. Phasenweise auftretendes pseudohalluzinatorisches Stimmenhören. Erhebliche Bindungsprobleme mit Misstrauen gegen andere Menschen, Kontakt besteht nahezu ausschließlich zur Familie, dabei altruistische und zugleich stark kontrollierende Beziehungsgestaltung. Umfassende Amnesien für die Kindheit: Auch im heutigen Alltag treten in starken psychischen Drucksituationen kurzfristige Amnesien auf, z.B. nach Streit mit dem Ehemann. Gefühlstaubheit, Pseudohalluzinationen und Amnesien werden als dissoziative Symptomatik auf dem Boden einer komplexen posttraumatischen und Dissoziativen Störung eingeschätzt.

Bedrückte Stimmung, Perspektivlosigkeit, phasenweise Antriebsminderung, innere Unruhe, Getriebensein, Suizidgedanken und Suizidimpulse werden beschrieben bei erhaltener Absprachefähigkeit (Antisuizid-Vertrag). Keine paranoiden Ideen, kein Wahnsystem eruierbar.

Somatischer Befund

Siehe Konzil vom Hausarzt.

Psychodynamik

Es lassen sich sowohl eine strukturelle Störung als auch eine depressive Neurosenstruktur beschreiben: Emotionale Vernachlässigung durch eine wenig präsente Mutter sowie Gewalt, Willkür und Inkonsistenz führen zu frühzeitigen Mangelerfahrungen und begünstigen strukturelle Probleme und dissoziative Abwehr. Emotionale Mangelsituation, frühzeitiges Konkurrieren mit der Mutter, Isolierung vom sozialen Umfeld bewirken Pseudoautonomie und begünstigen altruistische, depressive und dissoziative Bewältigungsmechanismen. Letztere werden unter dem Einfluss der Inzesthandlungen als Bewältigungsstrategie weiter ausgebaut. Dissoziative Symptome werden jedoch zunehmend dysfunktional, als Beeinträchtigung wahrgenommen und können zudem nur mit großem Kontrollaufwand kompensiert werden. Eigene emotionale Bedürfnisse nach Wärme, Anerkennung und Fürsorge werden über einen altruistischen Modus als »Vollblut-Mutter« abgewehrt. Impulse von Aggression und Selbstbehauptung wiederum werden durch Dissoziation aus dem Alltagsbewusstsein herausgehalten. Sie werden als kaum kontrollierbare, autonom agierende, allenfalls vage zu sich dazugehörig erlebte »andere« wahrgenommen. Diese (auto-)aggressiven und wehrhaften Seiten wurden bislang in den bisherigen probatorischen Sitzungen nur indirekt deutlich (Bericht über innere Stimmen). Zugänglich ist der eher bedürfnislose, depressiv gestimmte, altruistische, zur Selbstüberforderung neigende und sozial angepasste Alltagsanteil, der nun auch Therapie sucht und hoch motiviert ist. Die weitere Dynamik wird sich vermutlich erst über die bessere Kenntnis des intrapsychischen Raumes einschließlich der Ausprägung und Konstellation möglicher abgespaltener Persönlichkeitszustände erschließen.

Jetziger Anlass zur Psychotherapie ist durch Dekompensation des sozialen Arrangements gegeben: Die rigide »Fürsorglichkeit« der Familie gegenüber führte in den letzten Jahren zunehmend zu erheblichen Konflikten in der Partnerschaft; zudem gibt es sexuelle Probleme in Form von sexuellen Zwangsgedanken als irrationaler Lösungsversuch der Patientin, den Ehemann durch vollkommene sexuelle Bedürfnisbefriedigung von einer Trennung abhalten zu können. Als weiterer Auslöser ist das Ablösen der erwachsenen und heranwachsenden Kinder sowie eine schleichende Erschöpfung aufgrund der sehr kräftezehrenden Bewältigungsmechanismen zu nennen; ebenso das Offenkundigwerden von dissoziativen Symptomen, die aufgrund der Erschöpfung nicht mehr so gut kontrolliert werden können.

Neurosenpsychologische Diagnosen

Depressive Episode (F 32.1)
Posttraumatische Belastungsstörung [PTB] in komplexer Form (F 43.1);
F44.9 Nicht Näher Bezeichnete Dissoziative Störung (der Dissoziativen Identitätsstörung ähneln, es sind jedoch nicht sämtliche Kriterien für diese Störung erfüllt: es sind zwar abgrenzbare Persönlichkeitszustände vorhanden, aber Amnesie für wichtige persönliche Informationen tritt nicht auf) auf dem Boden einer depressiv-altruistischen Persönlichkeitsentwicklung mit dissoziierten Selbstanteilen, jetzt Dekompensation des sozialen Arrangements mit der Familie[66].

66 Nach ICD 11 würde man hier die Diagnose der Partiellen Dissoziative Identitätsstörung 6B65 stellen.

Behandlungsplan und Zielsetzung

Aufbau einer vertrauensvollen Beziehung, was aufgrund der traumatischen Biografie mit besonderer Sorgfalt erfolgen sollte. Ermutigung der Patientin, im Schutz der therapeutischen Beziehung die bisherige dissoziative Bewältigungsstrategie zu überwinden, stärker mit den dissoziierten Persönlichkeitszuständen in Kontakt zu kommen und dem Alltagsbewusstsein zugänglich zu machen. Teil-Ziele sind dabei eine bessere Selbststeuerung und Alltagsbewältigung, insbesondere auch eine bessere Affektwahrnehmung, -differenzierung und -toleranz sowie bessere Selbstfürsorge zu erreichen.

Geplant ist eine modifizierte analytische Behandlung im Sitzen mit dem Ziel der Durchbrechung starrer Beziehungsmuster. Hier ist vorrangig das altruistische Beziehungsarrangement in der Familie zu thematisieren und für Entlastung zu sorgen. Im intrapsychischen Raum der Patientin ist eine Förderung und Kontrolle aggressiver Selbstanteile vorgesehen, um eine angemessene Abgrenzung einzuüben und die bisherigen riskanten (auto-)aggressiven Impulsdurchbrüche zu überwinden. Sie werden vermutlich durch dissoziierte aggressive Persönlichkeitszustände verursacht. Diese sollten daher frühzeitig in die Therapie einbezogen werden. Darüber hinaus geht es um eine grundsätzliche Nachreifung im Erleben von Nähe und Intimität ohne Grenzüberschreitung und Ausbeutung sowie im Erleben und Regulieren von Emotionen. Die Regressionsneigung wirkt – insbesondere auch durch das Setting im Sitzen – ausreichend kontrollierbar.

Sobald die Dissoziation so weit überwunden werden kann, dass das innere Persönlichkeitssystem bekannt und innere Kommunikation möglich ist, können auch weitere Schritte hinsichtlich einer Traumabearbeitung und -konfrontation mittels EMDR überlegt werden.

Übergreifendes Ziel sind eine kohärentere Selbstwahrnehmung und ein einheitliches Selbsterleben, wie dies von der Patientin auch als gewünschtes Ziel formuliert wird.

Prognose der Psychotherapie

Haupthindernis ist das bisherige soziale Familienarrangement. Ergänzend zur Therapie der Patientin bedarf es sicherlich einer sozialen Entlastung der gesamten Familie (insbesondere Paar- und Erziehungsberatung hinsichtlich des Umganges mit den Pflegekindern, ggf. für diese auch therapeutische Angebote). Sowohl die Patientin als auch der Ehemann haben diese Anregung bereits aufgenommen und Termine in der Beratungsstelle vereinbart.

Gute Intelligenz, relativ gutes Funktionsniveau, partielle Lebensbewältigung mit Fleiß, Humor und Energie, gute Verbalisations- und Introspektionsfähigkeit (allerdings begrenzt durch diagnoseinhärente Verleugnung und Dissoziation) sowie erstmals positive Erfahrungen in der zurückliegenden Therapie sind prognostisch gute Zeichen, sodass trotz Chronifizierung des Krankheitsbildes und des problematischen sozialen Familienarrangements sowie der sonstigen sozialen Isolierung die Prognose ausreichend günstig erscheint.

Literatur (Originalversion)

American Psychiatric Association. (1993): Statement on memories of sexual abuse. Washington, DC: Author.

American Psychiatric Association. (2000a): Diagnostic and statistical manual of mental disorders, 4th edition, text revision (DSM-IV-TR). Washington, DC: Author.

American Psychiatric Association. (2000b): Statement on therapies focused on memories of childhood physical and sexual abuse. Washington, DC: Author.

American Psychiatric Association (2004): Practice guidelines for the treatment of patients with acute stress disorder (ASD) and posttraumatic stress disorder (PTSD). American Journal of Psychiatry, 161 (suppl.), 1–57.

American Psychological Association. (1994): Interim report of the APA working group on investigation of memories of childhood abuse. Washington, DC: Author.

American Psychological Association. (1996): Final report of the working group on investigation of memories of child abuse. Washington, DC: Author.

American Society of Clinical Hypnosis. (1994): [Hammond, D. C., Garver, R. B., Mutter, C. B., Crasilneck, H. B., Frischholz, E., Gravitz, M., Hibler, N. S., Olson, J., Scheflin, A., Spiegel, H. & Wester, W.]. Clinical hypnosis and memory: Guidelines for clinicians and for forensic hypnosis. Des Plaines, IL: Author.

Armstrong, J. G. (1991): The psychological organization of multiple personality disordered patients as revealed in psychological testing. Psychiatric Clinics of North America, 7, 135–148.

Armstrong, J. G. (2002): Deciphering the broken narrative of trauma: Signs of traumatic dissociation on the Rorschach. In A. Andronikof (Ed.), Rorschachiana XXV: Yearbook of the International Rorschach Society (pp. 11–27). Ashland, OH: Hogrefe & Huber.

Arnow, B. A. (2004): Relationships between childhood maltreatment, adult health and psychiatric outcomes, and medical utilization. Journal of Clinical Psychiatry, 65 (suppl. 12), 10–15.

Australian Psychological Association. (1994): Guidelines relating to the reporting of recovered memories. Sydney, NSW, Australia: Author.

Barach, P. M. (1991): Multiple personality disorder as an attachment disorder. Dissociation, 4, 117–123.

Barsky, A. J., Wool, C., Barnett, M. C. & Cleary, P. D. (1994): Histories of childhood trauma in adult hypochondriacal patients. American Journal of Psychiatry, 151, 397–401.

Beere, D. (2009): An EMDR protocol for dissociative identity disorder (DID). In M. Luber (Ed.), Eye movement desensitization and reprocessing (EMDR) scripted protocols: Special populations (pp. 387–425). New York: Springer.

Bergmann, U. (2008): Hidden selves: Treating dissociation in the spectrum of personality disorders. In C. Forgash & M. Copeley (2008), Healing the heart of trauma and dissociation with EMDR and ego state therapy (pp. 227–265). New York: Springer.

Bernstein, E. M. & Putnam, F. W. (1986): Development, reliability, and validity of a dissociation scale. Journal of Nervous and Mental Disease, 174, 727–734.

Bernstein, E. M. & Putnam, F. W. (1993): An update on the dissociative experiences scale. Dissociation, 6, 16–27.

Bliss, E. S. & Jeppsen, A. (1985): Prevalence of multiple personality among inpatients and outpatients. American Journal of Psychiatry, 142, 250–251.

Blum, N., Pfohl, B., St. John, D. & Black, D. W. (2002): STEPPS: A cognitive-behavioral systems-based group treatment for outpatients with borderline personality disorder: A preliminary report. Comprehensive Psychiatry, 43, 301–310.

Boon, S. (1997): The treatment of traumatic memories in DID: Indications and contra-indications. Dissociation, 10, 65–80.

Boon, S. & Draijer, N. (1993): The differentiation of patients with MPD or DDNOS from patients with Cluster B personality disorder. Dissociation, 6, 126–135.

Boon, S., Steele, K. & Van der Hart, O. (2010): Coping with trauma-related dissociation: Skills training for clients and therapists. New York: W. W. Norton.

Boon, S., Matthes, H. (2015): Trauma and Dissociation Symptom Interview. Maarssen. NL

Bowman, E. S. (1993): Clinical and spiritual effects of exorcism in fifteen patients with multiple personality. Dissociation, 6, 222–238.

Bowman, E. S. & Coons, P. M. (1992): The use of electroconvulsive therapy in patients with dissociative disorders. Journal of Nervous and Mental Disease, 180, 524–528.

Bowman, E. S. & Markand, O. N. (1996): Psychodynamics and psychiatric diagnoses of pseudoseizure subjects. American Journal of Psychiatry, 153, 57–63.

British Psychological Society. (1995): Recovered memories: The report of the working party of the British Psychological Society. East Leicester, UK: Author.

Brand, B. (2002): Establishing safety with patients with dissociative identity disorder. Journal of Trauma & Dissociation, 2, 133–155.

Brand, B. L., Armstrong, J. G. & Loewenstein, R. J. (2006): Psychological assessment of patients with dissociative identity disorder. Psychiatric Clinics of North America, 29(1), 145–168.

Brand, B. L., Armstrong, J. G., Loewenstein, R. J. & McNary, S. W. (2009): Personality differences on the Rorschach of dissociative identity disorder, borderline personality disorder and psychotic inpatients. Psychological Trauma: Theory, Research, Practice, & Policy, 1, 188–205.

Brand, B. L., Classen, C. C., Lanius, R., Loewenstein, R. J., McNary, S. W., Pain, C. & Putnam, F. W. (2009): A naturalistic study of dissociative identity disorder and dissociative disorder not otherwise specified patients treated by community clinicians. Psychological Trauma: Theory, Research, Practice, & Policy, 1(2), 153–171.

Brand, B. L., Classen, C. C., Zaveri, P. & McNary, S. (2009): A review of dissociative disorders treatment studies. Journal of Nervous and Mental Disease, 197, 646–654.

Brand, B. L., McNary, S. W., Loewenstein, R. J., Kolos, A. C. & Barr, S. R. (2006): Assessment of genuine and simulated dissociative identity disorder on the structured interview of reported symptoms. Journal of Trauma & Dissociation, 7(1), 63–85.

Braun, B. G. (1988): The BASK model of dissociation. Dissociation, 1(1), 4–23.

Briere, J. (1989): Therapy for Adults Molested as Children. New York: Springer.

Brown, D., Scheflin, A. W. & Hammond, D. C. (1998): Memory, trauma treatment and the law. New York: W. W. Norton.

Brown, R. J., Cardeña, E., Nijenhuis, E., Şar, V. & Van der Hart, O. (2007): Should conversion disorder be re-classified as a dissociative disorder in DSM-V? Psychosomatics, 48, 369–378.

Brown, D. W., Frischholz, E. J. & Scheflin, A. W. (1999): Iatrogenic dissociative identity disorder: An evaluation of the scientific evidence. Journal of Psychiatry and Law, 27, 549–638.

Cardeña, E. (1994): The domain of dissociation. In S. J. Lynn & J. Rhue (Eds.), Dissociation: clinical and theoretical perspectives (pp. 15–31). New York: Guilford.

Cardeña, E., Maldonado, J., Van der Hart, O. & Spiegel, D. (2009): Hypnosis. In E. Foa, T. Keane & M. Friedman (Eds.), Effective treatments for PTSD (2nd Ed., pp. 427–457). New York: Guilford.

Cardeña, E. & Spiegel, D. (1996): Diagnostic issues, criteria and comorbidity of dissociative disorders. In L. Michelson & W. Ray (Eds.), Handbook of dissociation: Theoretical, empirical and clinical perspectives (pp. 227–250). New York: Plenum.

Cardeña, E., Van Duijl, M., Weiner, L. & Terhune, D. (2009): Possession/trance phenomena. In P. F. Dell & J. A. O'Neil (Eds.), Dissociation and the dissociative disorders: DSM-V and beyond (pp. 171–181). New York: Routledge.

Chu, J. A. (1988): Ten traps for therapists in the treatment of trauma survivors. Dissociation, 1(4), 24–32.

Chu, J. A. (1998): Rebuilding shattered lives: The responsible treatment of complex post-traumatic and dissociative disorders. New York: John Wiley & Sons.

Chu, J. A., Frey, L. M., Ganzel, B. L. & Matthews, J. A. (1999): Memories of childhood abuse: Dissociation, amnesia and corroboration. American Journal of Psychiatry, 156, 749–755.

Cohen, B. M., Mills, A. & Kijak, A. K. (1994): An introduction to the Diagnostic Drawing Series: A standardized tool for diagnostic and clinical use. Art Therapy, 11, 111–115.

Coons, P. M. (1984): The differential diagnosis of multiple personality disorder: A comprehensive review. Psychiatric Clinics of North America, 7, 51–67.

Coons, P. M. (1991): Iatrogenesis and malingering of multiple personality disorder in the forensic evaluation of homicide defendants. Psychiatric Clinics of North America, 14, 757–768.

Coons, P. M. & Bowman, E. S. (2001): Ten-year follow-up study of patients with dissociative identity disorder. Journal of Trauma & Dissociation, 2, 73–89.

Coons, P. M. & Milstein, V. (1994): Factitious or malingered multiple personality disorder: Eleven cases. Dissociation, 7, 81–85.

Coons, P. M. & Sterne, A. L. (1986): Initial and follow-up psychological testing on a group of patients with multiple personality disorder. Psychological Reports, 58, 839–845.

Courtois, C. A. (1999): Recollections of sexual Abuse: Treatment principles and guidelines. New York: W. W. Norton.

Courtois, C. A. (2004): Complex trauma, complex reactions: Assessment and treatment. Psychotherapy: Theory, Research, Practice & Training, 41, 412–425.

Courtois, C. A., Ford, J. D. & Cloitre, M. (2009): Best practices in psychotherapy for adults. In C. A. Coutois & J. D. Ford (Eds.), Treating complex traumatic stress disorders (pp. 82–103). New York: Guilford.

Dalenberg, C. J. (1996): Accuracy, timing and circumstances of disclosure in therapy of recovered and continuous memories of abuse. Journal of Psychiatry and Law, 24, 229–275.

Dalenberg, C. J. (2000): Countertransference and the treatment of trauma. Washington, DC: American Psychological Association.

Dalenberg, C. J. (2006): Recovered memory and the Daubert criteria: Recovered memory as professionally tested, peer reviewed, and accepted in the relevant scientific community. Trauma, Violence, and Abuse, 7, 274–311.

Dallam, S. J. (2002): Crisis or creation? A systematic examination of »False Memory Syndrome.« Journal of Child Sexual Abuse, 9(3/4), 9–36.
Davidson, J. R. T. & Foa, E. B. (1993): Posttraumatic stress disorder: DSM-IV and beyond. Washington, DC: American Psychiatric Press.
Davies, J. M. & Frawley, M. G. (1994): Treating the adult survivor of childhood sexual abuse: A psychoanalytic perspective. New York: Basic Books.
DeBattista, C., Solvason, H. B. & Spiegel, D. (1998): ECT in dissociative identity disorder and comorbid depression. Journal of ECT, 4, 275–279.
Dell, P. F. (1998): Axis II pathology in outpatients with dissociative identity disorder. Journal of Nervous and Mental Disease, 186, 352–356.
Dell, P. F. (2001): Why the diagnostic criteria for dissociative identity disorder should be changed. Journal of Trauma & Dissociation, 2(1), 7–37.
Dell, P. F. (2006a): A new model of dissociative identity disorder. Psychiatric Clinics of North America, 29(1), 1–26.
Dell, P. F. (2006b): The multidimensional inventory of dissociation (MID): A comprehensive measure of pathological dissociation. Journal of Trauma & Dissociation, 7(2), 77–106.
Dell, P. F. (2009a): The long struggle to diagnose multiple personality disorder: Multiple personality disorder. In P. F. Dell & J. A. O'Neil (Eds.), Dissociation and the dissociative disorders: DSM-V and beyond (pp. 383–402). New York: Routledge.
Dell, P. F. (2009b): Understanding dissociation. In P. F. Dell & J. A. O'Neil (Eds.), Dissociation and the dissociative disorders: DSM-V and beyond (pp. 709–825). New York: Routledge.
Dell, P. F. (2009c): The phenomena of pathological dissociation. In P. F. Dell & J. A. O'Neil (Eds.), Dissociation and the dissociative disorders: DSM-V and beyond (pp. 225–238). New York: Routledge.
Dell, P. F. (2009d): The long struggle to diagnose multiple personality disorder: Partial MPD. In P. F. Dell & J. A. O'Neil (Eds.), Dissociation and the dissociative disorders: DSM-V and beyond (pp. 403–428). New York: Routledge.
Dell, P. F. & Lawson, D. (2009): Empirically delineating the domain of pathological dissociation. In P. F. Dell & J. A. O'Neil (Eds.), Dissociation and the dissociative disorders: DSM-V and beyond (pp. 667–692). New York: Routledge.
Dell, P. F. & O'Neil, J. A. (Eds.). (2009): Dissociation and the dissociative disorders: DSM-V and beyond. New York: Routledge.
Draijer, N. & Boon, S. (1999): The imitation of dissociative identity disorder: Patients at risk, therapists at risk. Journal of Psychiatry & Law, 27, 423–458.
Ellason, J. W. & Ross, C. A. (1997): Two-year follow-up of inpatients with dissociative identity disorder. American Journal of Psychiatry, 154, 832–839.

Ellason, J. W., Ross, C. A. & Fuchs, D. L. (1996): Lifetime axis I and II comorbidity and childhood trauma history in dissociative identity disorder. Psychiatry, 59, 255–266.
Ellenberger, H. (1970): The discovery of the unconscious: The history and evolution of dynamic psychology. New York: Basic Books.
Fine, C. G. (1991): Treatment stabilization and crisis prevention: Pacing the therapy of the MPD patient. Psychiatric Clinics of North America, 14, 661–675.
Fine, C. G. (2009): The wreathing protocol: The imbrication of hypnosis and EMDR in the treatment of dissociative identity disorder, Dissociative Disorder Not Otherwise Specified, and Post-Traumatic Stress Disorder. In M. Luber (Ed.), Eye Movement Desensitization and Reprocessing (EMDR) scripted protocols: Special populations (pp. 329–347). New York: Springer.
Fine, C. G. & Berkowitz, A. S. (2001): The wreathing protocol: The imbrication of hypnosis and EMDR in the treatment of dissociative identity disorder and other maladaptive dissociative responses. American Journal of Clinical Hypnosis, 43, 275–290.
Follette, V. M. & Pistorello, J. (2007): Finding life beyond trauma: Using acceptance and commitment therapy to heal from post-traumatic stress and trauma-related problems. Oakland, CA: New Harbinger.
Foote, B., Smolin, Y., Kaplan, M., Legatt, M. E. & Lipschitz, D. (2006): Prevalence of dissociative disorders in psychiatric outpatients. American Journal of Psychiatry, 163, 623–629.
Foote, B., Smolin, Y., Neft, D. I. & Lipschitz, D. (2008): Dissociative disorders and suicidality in psychiatric outpatients. Journal of Nervous & Mental Disease, 196, 29–36.
Ford, J. D. & Courtois, C. A. (2009): Defining and understanding complex trauma and complex traumatic stress disorders. In C. A. Coutois & J. D. Ford (Eds.), Treating complex traumatic stress disorders (pp. 13–30). New York: Guilford.
Ford, J. D. & Russo, E. (2006): Trauma-focused, present-centered, emotional self-regulation approach to integrated treatment for posttraumatic stress and addiction: Trauma adaptive recovery group education and therapy (TARGET). American Journal of Psychotherapy, 60, 335–355.
Forgash, C. & Knipe, J. (2008): Integrating EMDR and ego state treatment for clients with trauma disorders. In C. Forgash & M. Copeley (Eds.), Healing the heart of trauma and dissociation with EMDR and ego state therapy (pp. 1–60). New York: Springer.
Fraser, G. A. (1993): Exorcism rituals: Effects on multiple personality disorder patients. Dissociation, 6, 239–244.
Fraser, G. A. (Ed.). (1997): The Dilemma of ritual abuse: Cautions and guides for therapists. Washington, DC: American Psychiatric Press.

Fraser, G. A. (2003): Fraser's »dissociative table technique« revisited, revised: A strategy for working with ego states in dissociative disorders and ego-state therapy. Journal of Trauma & Dissociation, 4(4), 5–28.
Fredricks, C. & Phillips, M. (1995): Healing the Divided Self: Clinical and Ericksonian Hypnosis for Dissociative Disorders. New York: Norton.
Freyd, J. J. (1996): Betrayal trauma: The logic of forgetting childhood abuse. Cambridge, MA: Harvard University Press.
Freyd, J. J., DePrince, A. P. & Zurbriggen, E. L. (2001): Self-reported memory for abuse depends upon victim-perpetrator relationship. Journal of Trauma & Dissociation, 2(5), 5–16.
Frischholz, E. J., Lipman, L. S., Braun, B. G. & Sachs, R. G. (1992): Psychopathology, hypnotizability, and dissociation. American Journal of Psychiatry, 149, 1521–1525.
Gast, U., Rodewald, F., Dehner-Rau, C., Kowalewsky, E., Engl, V., Reddemann, L. & Emrich, H. M. (2003, October 29 – November 1): Validation of the German version of the multidimensional inventory of dissociation (MID). Paper presented at the 19th annual meeting of the International Society for the Study of Dissociation, Chicago, IL.
Gelinas, D. (2003): Integrating EMDR into phase-oriented treatment for trauma. Journal of Trauma & Dissociation, 4(3), 91–135.
Gelinas, D. J. (2009): Protocol for releasing stuck negative cognitions in childhood-onset complex post-traumatic stress disorder (C-PTSD). In M. Luber (Ed.), EMDR scripted protocols: Special populations (pp. 427–446). New York: Springer.
Gleaves, D. h. (1996): The sociocognitive model of dissociative identity disorder: A reexamination of the evidence. Psychological Bulletin, 120(1), 42–59.
Gleaves, D. h., May, M. C. & Cardeña, E. (2001): An examination of the diagnostic validity of dissociative identity disorder. Clinical Psychology Review, 21, 577–608.
Goff, D. C., Olin, J. A., Jenike, M. A., Baer, L. & Buttolph, M. L. (1992): Dissociative symptoms in patients with obsessive-compulsive disorder. Journal of Nervous and Mental Disease, 180, 332–337.
Gold, S. N. (2000): Not trauma alone: Therapy for child abuse survivors in family and social context. Philadelphia: Brunner/Routledge.
Goodwin, J. M. & Attias, R. (Eds.). (1999): Splintered reflections: Images of the body in trauma. New York: Basic Books.
Groenendijk, I. & Van der Hart, O. (1995): Treatment of DID and DDNOS patients in a regional institute for ambulatory mental health care in the Netherlands: A survey. Dissociation, 8, 73–83.
Gunderson, J. G. (2001): Borderline personality disorder: A clinical guide. Washington, DC: American Psychiatric Press.
Gutheil, T. G. & Applebaum, P. S. (2000): Clinical handbook of psychiatry and the law (3rd Ed.). Philadelphia: Lippincott Williams & Wilkins.

Heim, C., Nater, U. M., Maloney, E., Boneva, R., Jones, J. F. & Reeves, W. C. (2009): Childhood trauma and risk for chronic fatigue syndrome: association with neuroendocrine dysfunction. Archives of General Psychiatry, 66, 72–80.

Herman, J. L. (1992a): Trauma and recovery: The aftermath of violence from domestic abuse to political terror. New York: Basic Books.

Herman, J. L. (1992b): Complex PTSD: A syndrome in survivors of prolonged and repeated trauma. Journal of Traumatic Stress, 5, 377–391.

Herman, J. L. (1993): Sequelae of prolonged and repeated trauma: Evidence for a complex posttraumatic syndrome (DESNOS). In J. R. T. Davidson & E. B. Foa (Eds.), Posttraumatic stress disorder: DSM-IV and beyond (pp. 213–228). Washington, DC: American Psychiatric Press.

Holmes, E. A., Brown, R. J., Mansell, W., Fearon, R. P., Hunter, E. C., Frasquilho, F. & Oakley, D. A. (2005): Are there two qualitatively distinct forms of dissociation? A review and some clinical implications. Clinical Psychological Review, 25, 1–23.

Horevitz, R. P. & Braun, B. G. (1984): Are multiple personalities borderline? An analysis of 33 cases. Psychiatric Clinics of North America, 7, 69–87.

Howell, E. F. (2005): The dissociative mind. Hillsdale, NJ: The Analytic Press.

Hornstein, N. & Putnam, F. W. (1992): Clinical phenomenology of child and adolescent dissociative disorders. Journal of the American Academy of Child and Adolescent Psychiatry, 31, 1077–1085.

International Society for the Study of Dissociation. (2004): Guidelines for the evaluation and treatment of dissociative symptoms in children and adolescents. Journal of Trauma & Dissociation, 5(3), 119–150.

Jacobson, M. L. (1994): Abreacting and assimilating traumatic dissociated memories of MPD patients through art therapy. Art Therapy, 11(1), 48–52.

Janet, P. (1889): L'automatisme psychologique. Paris: Félix Alcan.

Janet, P. (1919): Les médications psycholoqique. Paris: Félix Alcan. (Reprint: Paris: Société Pierre Janet, 1986. English edition: Psychological healing. New York: Macmillan, 1925. Reprint: New York: Arno Press, 1976)

Johnson, J. G., Cohen, P., Kasen, S. & Brook, J. S. (2006): Dissociative disorders among adults in the community, impaired functioning, and axis I and II comorbidity. Journal of Psychiatry Research, 40, 131–140.

Karadag, F., Şar, V., Tamar-Gürol, D., Evren, C., Karagöz, M. & Erkiran, M. (2005): Dissociative disorders among inpatients with drug or alcohol dependency. Journal of Clinical Psychiatry, 66, 1247–1253.

Klein, D. N., Taylor, E. B., Harding, K. & Dickstein, S. (1988): Double depression and episodic major depression: demographic, clinical, familial, personality, and socioenvironmental characteristics and short-term outcome. American Journal of Psychiatry, 145, 1226–1231.

Kluft, E. S. (Ed.). (1993): Expressive and functional therapies in the treatment of multiple personality disorder. Springfield, IL: Charles C. Thomas.

Kluft, R. P. (1982): Varieties of hypnotic interventions in the treatment of multiple personality. American Journal of Clinical Hypnosis, 24, 230–240.

Kluft, R. P. (1984): Treatment of multiple personality disorder: A study of 33 cases. Psychiatric Clinics of North America, 7, 9–29.
Kluft, R. P. (1986a): The place and role of fusion rituals. Newsletter of the American Society of Clinical Hypnosis, 26, 4–5.
Kluft, R. P. (1986b): Personality unification in multiple personality disorder. In B. G. Braun (Ed.), Treatment of multiple personality disorder (pp. 29–60). Washington, DC: American Psychiatric Press.
Kluft, R. P. (1987a): First-rank symptoms as a diagnostic clue to multiple personality disorder. American Journal of Psychiatry, 144, 293–298.
Kluft, R. P. (1987b): The simulation and dissimulation of multiple personality disorder. American Journal of Clinical Hypnosis, 30, 104–118.
Kluft, R. P. (1987c): The parental fitness of mothers with multiple personality disorder: A preliminary study. Child Abuse and Neglect, 11, 273–280.
Kluft, R. P. (1988a): The phenomenology and treatment of extremely complex multiple personality disorder. Dissociation, 1(4), 47–58.
Kluft, R. P. (1988b): On treating the older patient with multiple personality disorder: Race against time or make haste slowly? American Journal of Clinical Hypnosis, 30, 257–266.
Kluft, R. P. (1989): Playing for time: Temporizing techniques in the treatment of multiple personality disorder. American Journal of Clinical Hypnosis, 32, 90–98.
Kluft, R. P. (1990): Incest and subsequent revictimization: The case of therapist-patient sexual exploitation, with a description of the sitting duck syndrome. In R. P. Kluft (Ed.), Incest-related syndromes of adult psychopathology (pp. 263–287). Washington, DC: American Psychiatric Press.
Kluft, R. P. (1991): Multiple personality disorder. In A. Tasman & S. M. Goldfinger (Eds.), American Psychiatric Press review of psychiatry (vol. 10, pp. 161–188). Washington, DC: American Psychiatric Press.
Kluft, R. P. (1993a): Clinical approaches to the integration of personalities. In R. P. Kluft & C. G. Fine (Eds.), Clinical perspectives on multiple personality disorder (pp. 101–103). Washington, DC: American Psychiatric Press.
Kluft, R. P. (1993b): The initial stages of psychotherapy in the treatment of multiple personality disorder patients. Dissociation, 6, 145–161.
Kluft, R. P. (1994): Applications of hypnotic interventions. Hypnos, 21, 205–223.
Kluft, R. P. (1995): The confirmation and disconfirmation of memories of abuse in dissociative identity disorder patients: A naturalistic study. Dissociation, 8, 253–258.
Kluft, R. P. (1997): On the treatment of traumatic memories of DID patients: Always? Never? Sometimes? Now? Later? Dissociation, 10, 80–91.
Kluft, R. P. (1998): Reflections on the traumatic memories of dissociative identity disorder patients. In S. Lynn & K. McConkey (Eds.), Truth in memory (pp. 304–322). New York: Guilford.

Kluft, R. P. (1999): An overview of the psychotherapy of dissociative identity disorder. American Journal of Psychotherapy, 53, 289–319.
Kluft, R. P. (2001): Dissociative identity disorder. In G. O. Gabbard (Ed.), Treatment of psychiatric disorders (Vol. 2, pp. 1653–1693): Washington, DC: American Psychiatric Press.
Kluft, R. P. (2006): Dealing with alters: A pragmatic clinical perspective. Psychiatric Clinics of North America, 29, 281–304.
Kluft, R. P. (2009): A clinician's understanding of dissociation: Fragments of an acquaintance. In P. F. Dell & J. A. O'Neil (Eds.), Dissociation and the dissociative disorders: DSM-V and beyond (pp. 599–624). New York: Routledge.
Kluft, R. P. & Fine, C. G. (Eds.). (1993): Clinical perspectives on multiple personality disorder. Washington, DC: American Psychiatric Press.
Kluft, R. P. & Loewenstein, R. J. (2007): Dissociative disorders and depersonalization. In G. O. Gabbard (Ed.), Gabbard's treatment of psychiatric disorders (4th Ed., pp. 547–572). Washington, DC: American Psychiatric Publishing.
Knipe, J. (2009): The method of Constant Installation of Present Orientation and Safety (CIPOS). In M. Luber (Ed.), EMDR scripted protocols: Special populations (pp. 235–241). New York: Springer.
Korn, D. L. & Leeds, A. M. (2002): Preliminary evidence of efficacy for EMDR resource development and installation in the stabilization phase of treatment of complex post-traumatic stress disorder. Journal of Clinical Psychology, 58, 1465–1487.
Korzewa, M. I., Dell, P. F., Links, P. S., Thabane, L. & Fougere, P. (2009): Dissociation in borderline personality disorder: A detailed look. Journal of Trauma & Dissociation, 10(3), 346–367.
Latz, T. T., Kramer, S. I. & Highes, D. L. (1995): Multiple personality disorder among female inpatients in a state hospital. American Journal of Psychiatry, 152, 1343–1348.
Lazrove, S. & Fine, C. G. (1996): The use of EMDR in patients with dissociative identity disorder. Dissociation, 9, 289–299.
Lewis, D., Yeager, C., Swica, Y., Pincus, J. & Lewis, M. (1997): Objective documentation of child abuse and dissociation in 12 murderers with dissociative identity disorder. American Journal of Psychiatry, 154, 1703–1710.
Lilienfeld, S. O. & Lynn, S. J. (2003): Dissociative identity disorder: Multiple personalities, multiple controversies. In S. O. Lilienfeld, S. J. Lynn & J. M. Lohr (Eds.), Science and pseudoscience in clinical psychology (pp. 109–142). New York: Guilford.
Linehan, M. (1993a): Cognitive-behavioral treatment of borderline personality disorder. New York/London: Guilford.
Linehan, M. (1993b): Skills training manual for treating borderline personality disorder. New York/London: Guilford.
Liotti, G. (1992): Disorganized-disoriented attachment in the etiology of dissociative disorders. Dissociation, 4, 196–204.

Liotti, G. (1999): Disorganization of attachment as a model for understanding dissociative psychopathology. In J. Solomon & G. C. Judith (Eds.), Attachment disorganization (pp. 291–317). New York: Guilford.

Litwin, R. & Cardeña, E. (2000): Demographic and seizure variables, but not hypnotizability or dissociation, differentiated psychogenic from organic seizures. Journal of Trauma & Dissociation, 1, 99–122.

Loewenstein, R. J. (1990): Somatoform disorders in victims of incest and child abuse. In R. P. Kluft (Ed.), Incest-related disorders of adult psychopathology (pp. 75–113). Washington, DC: American Psychiatric Press.

Loewenstein, R. J. (1991a): An office mental status examination for complex chronic dissociative symptoms and multiple personality disorder. Psychiatric Clinics of North America, 14, 567–604.

Loewenstein, R. J. (1991b): Rational psychopharmacology in the treatment of multiple personality disorder. Psychiatric Clinics of North America, 14, 721–740.

Loewenstein, R. J. (1993): Posttraumatic and dissociative aspects of transference and countertransference in the treatment of multiple personality disorder. In R. P. Kluft & C. G. Fine (Eds.), Clinical perspectives on multiple personality disorder (pp. 51–85). Washington, DC: American Psychiatric Press.

Loewenstein, R. J. (1994): Diagnosis, epidemiology, clinical course, treatment, and cost effectiveness of treatment for dissociative disorders and multiple personality disorder: Report submitted to the Clinton administration task force on health care financing reform. Dissociation, 7, 3–11.

Loewenstein, R. J. (2002, November 7–10). The high cost of dissociation and its implications for treatment of complex trauma. Paper presented at the 18th Annual Meeting of the International Society for Traumatic Stress Studies, Baltimore, MD.

Loewenstein, R. J. (2007): dissociative identity disorder: Issues in the iatrogenesis controversy. In E. Vermetten, M. Dorahy & D. Spiegel (Eds.), Traumatic dissociation (pp. 275–299). Washington, DC: American Psychiatric Press.

Loewenstein, R. J. & Goodwin, J. M. (1999): Assessment and management of somatoform symptoms in traumatized patients: Conceptual overview and pragmatic guide. In J. M. Goodwin & R. Attias (Eds.), Splintered reflections: Images of the body in trauma (pp. 67–88). New York: Basic Books.

Loewenstein, R. J. & Putnam, F. W. (2004): The dissociative disorders. In B. J. Kaplan & V. A. Sadock (Eds.), Kaplan and Sadock's Comprehensive textbook of psychiatry (8th Ed., pp. 1844–1901): Philadelphia: Lippincott Williams & Wilkins.

Lynn, S. J., Rhue, J. W. & Green, J. P. (1988): Multiple personality and fantasy proneness: Is there an association or dissociation. British Journal of Experimental and Clinical Hypnosis, 5, 138–142.

McConkey, K. M. (1992): The effects of hypnotic procedures on remembering: The experimental findings and their implications for forensic hypnosis. In E. Fromm and M. R. Nash (Eds.), Contemporary hypnosis research (pp. 405–426). New York: Guilford.

McCallum, K. E., Lock, J., Kulla, M., Rorty, M. & Wetzel, R. D. (1992): Dissociative symptoms and disorders in patients with eating disorders. Dissociation, 5, 227–235.

McCauley, J., Kern, D. E., Kolodner, K., Schroeder, A. F., DeChant, H. K., Ryden, J., Derogatis, L. & Bass, E. B. (1997): Clinical characteristics of women with a history of childhood abuse: Unhealed wounds. Journal of the American Medical Association, 277, 1362–1368.

Middleton, W. & Butler, J. (1998): Dissociative identity disorder: An Australian series. Australian and New Zealand Journal of Psychiatry, 32, 794–804.

Millon, T. (1997): The Millon Inventories: Clinical and Personality Assessment. New York: Guilford.

Mills, A. & Cohen, B. M. (1993): Facilitating the identification of multiple personality disorder through art: The Diagnostic Drawing Series. In E. S. Kluft (Ed.), Expressive and functional therapies in the treatment of multiple personality disorder (pp. 39–66). Springfield, IL: Charles C. Thomas.

Mills, A., Cohen, B. M. & Kijak, A. (1994): An introduction to the diagnostic drawing series: A standardized tool for diagnostic and clinical use. Art Therapy 11(2), 105–110.

Modestin, J., Ebner, G., Junghan, M. & Erni, T. (1995): Dissociative experiences and dissociative disorders in acute psychiatric inpatients. Comprehensive Psychiatry, 37, 355–361.

Morrison, J. (1989): Childhood sexual abuse histories of women with somatization disorder. American Journal of Psychiatry, 146, 239–241.

Murphy, P. E. (1994): Dissociative experiences and dissociative disorders in a non-clinical university student group. Dissociation, 7(1), 28–34.

Najavits, L. M. (2001): Seeking safety: A treatment manual for PTSD and substance abuse. New York: Guilford.

Naples, M. & Hackett, T. P. (1978): The amytal interview: History and current uses. Psychosomatics, 19, 98–105.

Nijenhuis, E. R. S. (1999): Somatoform dissociation: Phenomena, measurement, and theoretical issues. Assen, The Netherlands: Van Gorcum. (Reprint: New York: Norton, 2004)

Nijenhuis, E. R. S., Spinhoven, P., Van Dyck, R., Van der Hart, O. & Vanderlinden, J. (1996): The development and the psychometric characteristics of the somatoform dissociation questionnaire (SDQ20). Journal of Nervous and Mental Disease, 184, 688–694.

Nijenhuis, E. R. S., Spinhoven, P., Van Dyck, R., Van der Hart, O. & Vanderlinden, J. (1998): Degree of somatoform and psychological dissociation in dissociative disorders is correlated with reported trauma. Journal of Traumatic Stress, 11, 711–730.
Nijenhuis, E. R. S., Van Dyck, R., Spinhoven, P., Van der Hart, O., Chatrou, M., Vanderlinden, J. & Moene, F. (1999): Somatoform dissociation discriminates between diagnostic categories over and above general psychopathology. Australian and New Zealand Journal of Psychiatry, 33, 512–520.
Ogden, P., Minton, K. & Pain, C. (2006): Trauma and the body: A sensorimotor approach to psychotherapy. New York: W. W. Norto Paulsen, S. (1995): Eye Movement Desensitization and Reprocessing: Its cautious use in the dissociative disorders. Dissociation, 8, 32–44.
Paulsen, S. L. (2008): Treating dissociative identity disorder with EMDR, ego state therapy and adjunct approaches. In C. Forgash & M. Copeley (Eds.), Healing the heart of trauma and dissociation with EMDR and ego state therapy (pp. 141–179). New York: Springer.
Paulsen, S. L. (2009): ACT-AS-IF and ARCHITECTS approaches to EMDR treatment of DID. In M. Luber (Ed.), EMDR scripted protocols: Special populations (pp. 357–386). New York: Springer.
Pearlman, L. A. & Saakvitne, K. W. (1995): Countertransference responses to dissociative processes in psychotherapy. In Trauma and the therapist (pp. 120–146). New York: W. W. Norton.
Pope, K. (1996): Memory, abuse, and science: Questioning claims about the False Memory Syndrome epidemic. American Psychologist, 51, 957–974.
Prince, M. (1906): The dissociation of a personality. New York: Longmans, Green & Co. (Reprint: New York: Greenwood Press, 1969)
Putnam, F. W. (1984): The psychophysiologic investigation of multiple personality disorder. Psychiatric Clinics of North America, 7, 31–39.
Putnam, F. W. (1989): The diagnosis and treatment of multiple personality disorder. New York: Guilford Press.
Putnam, F. W. (1991a): Recent research on multiple personality disorder. Psychiatric Clinics of North America, 14, 489–502.
Putnam, F. W. (1991b): Dissociative phenomena. In A. Tasman & S. M. Goldfinger (Eds.), Review of Psychiatry (vol. 10, pp. 145–160). Washington, DC: American Psychiatric Press.
Putnam, F. W. (1997): Dissociation in children and adolescents: A Developmental perspective. New York: Guilford Press.
Putnam, F. W., Guroff, J. J., Silberman, E. K., Barban, L. & Post, R. M. (1986): The clinical phenomenology of multiple personality disorder: a review of 100 cases. Journal of Clinical Psychiatry, 47, 258–293.
Putnam, F. W. & Loewenstein, R. J. (1993): Treatment of multiple personality disorder: A survey of current practices. American Journal of Psychiatry, 150, 1048–1052.

Putnam, F. W. & Loewenstein, R. J. (2000): Dissociative identity disorder. In H. I. Kaplan & B. J. Sadock (Eds.), Comprehensive textbook of psychiatry (7th Ed., pp. 1552–1564): Baltimore, MD: Williams & Wilkins.

Radden, J. (1996): Divided minds and successive selfs: Ethical issues in disorders of identity and personality. Cambridge, MA: MIT Press.

Raskind, M. A., Peskind, E. R., Kanter, E. D., Radant, A., Thomsposn, C. E., Dobie, D. J., Hoff, D., Rein, R. J., Straits-Tröster, K., Thomas, R. G. & McFall, M. M. (2003): Reduction of nightmares and other PTSD symptoms in combat veterans by prazosin: A placebo-controlled study. American Journal of Psychiatry, 160, 371–373.

Reinders, A. A. T. S., Nijenhuis, E. R. S., Paans, A. M. J., Korf, J., Willemsen, A. T. M. & Den Boer, J. A. (2003): One brain, two selves. NeuroImage, 20, 2119–2125.

Reinders, A. A. T. S., Nijenhuis, E. R. S., Quak, J., Korf, J., Paans, A. M. J., Haaksma, J., Willemsen, A. T. M. & Den Boer, J. (2006): Psychobiological characteristics of dissociative identity disorder: A symptom provocation study. Biological Psychiatry, 60, 730–740.

Riley, K. C. (1988): Measurement of dissociation. Journal of Nervous and Mental Disease, 176, 449–450.

Rivera, M. (1996): More alike than different: Treating severely dissociative trauma survivors. Toronto: Toronto University Press.

Rogers, R., Bagby, R. M. & Dickens, S. E. (1992): Structured interview of reported symptoms: Professional manual. Lutz, FL: Psychological Assessment Resources.

Rosik, C. H. (2004): Possession phenomena in North America: A case study with ethnographic, psychodynamic, religious and clinical implications. Journal of Trauma & Dissociation, 5(1), 49–76.

Ross, C. A. (1991): Epidemiology of multiple personality disorder and dissociation. Psychiatric Clinics of North America, 14, 503–517.

Ross, C. A. (1997): Dissociative Identity disorder: Diagnosis, clinical features, and treatment of multiple personality. New York: John Wiley & Sons.

Ross, C. A. (2007): The trauma model: A solution to the problem of comorbidity in psychiatry (2nd ed.). Richardson, TX: Manitou Communications.

Ross, C. A., Anderson, G., Fleisher, W. P. & Norton, G. R. (1991): The frequency of multiple personality disorder among psychiatric inpatients. American Journal of Psychiatry, 150, 1717–1720.

Ross, C. A., Heber. S., Norton, G. R., Anderson, D., Anderson. G. & Barchet. P. (1989): The Dissociative disorders interview schedule: A structured interview. Dissociation, 2(3), 169–183.

Ross, C. A. & Keyes, B. (2004): Dissociation and schizophrenia. Journal of Trauma Dissociation 5(3), 69–83.

Ross, C. A., Kronson, J., Doensgen, S., Barkman, K., Clark, P. & Rockman, G. (1992): Dissociative comorbidity in 100 chemically dependent patients. Hospital and Community Psychiatry, 43, 840–842.

Ross, C. A., Miller, S. D., Reagor, P., Bjornson, L., Fraser, G. A. & Anderson, G. (1990): Structured interview data on 102 cases of multiple personality disorder from four centers. American Journal of Psychiatry, 147, 596–601.

Ross, C. A. & Norton, G. R. (1989b): Suicide and parasuicide in multiple personality disorder. Psychiatry, 52, 365–371.

Ross, C. A. & Norton, G. R. (1989b): Effects of hypnosis on multiple personality disorder. American Journal of Clinical Hypnosis, 32, 96–106.

Rouanzoin, C. (2007, September 28–30). Integration of EMDR in the treatment of dissociative clients. Paper presented at the meeting of the EMDR International Association, Dallas, TX.

Salsman, N.L. & Linehan, M.M. (2006): Dialectical-Behavioral Therapy for borderline personality disorder. Primary Psychiatry, 113(5), 51–58.

Sanders, S. (1986): The Perceptual Alteration Scale: A scale measuring dissociation. American Journal of Clinical Hypnosis, 29, 95–102.

Şar, V., Akyüz, G. & Dogan, O. (2007): Prevalence of dissociative disorders among women in the general population. Psychiatry Research, 149, 169–176.

Şar, V., Akyüz, G., Kundakci, T., Kiziltan, E. & Dogan, O. (2004): Childhood trauma, dissociation and psychiatric comorbidity in patients with conversion disorder. American Journal of Psychiatry, 161, 2271–2276.

Şar, V., Koyuncu, A., Öztürk, E., Yargic, L. I., Kundakci, T., Yazici, A., Kuskonmaz, E. & Aksüt, D. (2007): Dissociative disorders in the psychiatric emergency ward. General Hospital Psychiatry, 29(1), 45–50.

Şar, V., Kundakci, T., Kiziltan, E., Yargic, I. L., Tutkun, H., Bakim, B., Bozkurt, O., Özpulat, T., Keser, V. & Özdemir, O. (2003): The Axis-I dissociative disorder comorbidity of borderline personality disorder among psychiatric outpatients. Journal of Trauma & Dissociation, 4(1), 119–136.

Şar, V., Taycan, O., Bolat, N., Özmen, M., Duran, A., Öztürk, E. & Ertem-Vehid, H. (2010): Childhood trauma and dissociation in schizophrenia. Psychopathology, 43, 33–40.

Şar, V., Ünal, S. N., Kiziltan, E., Kundakci, T. & Öztürk, E., (2001): HMPAO SPECT study of regional cerebral blood flow in dissociative identity disorder. Journal of Trauma & Dissociation, 2(2), 5–25.

Saxe, G. N., Chinman, G., Berkowitz, R., Hall, K., Lieberg, G., Schwartz, J. & Van der Kolk, B. A. (1994): Somatization in patients with dissociative disorders. American Journal of Psychiatry, 151, 1329–1334.

Saxe, G. N., Van der Kolk, B. A., Berkowitz, R., Chinman, G., Hall, K., Leiberg, G. & Schwartz, J. (1993): Dissociative disorders in psychiatric inpatients. American Journal of Psychiatry, 152, 1037–1042.

Scoboria, A., Mazzoni, G. & Kirsch, I. (2006): Effects of misleading questions and hypnotic memory suggestion on memory reports: A signal detection analysis. International Journal of Clinical & Experimental Hypnosis, 54, 340–359.

Shapiro, F. (1995): Eye Movement Desensitization and Reprocessing: Basic principles, protocols and procedures. New York: Guilford.

Shapiro, F. (2001): Eye Movement Desensitization and Reprocessing: Basic principles, protocols and procedures (2nd Ed.). New York: Guilford.

Shapiro, F. (2009): The EMDR approach to psychotherapy. Watsonville, CA: EMDR Institute.

Somer, E., Rivera, M. & Berger, A. (2010): Dialectic Behavior Therapy with complex PTSD and dissociative disorders. Paper presented at the 2nd Bi-annual conference of the European Society for Trauma and Dissociation, Belfast, Northern Ireland.

Spiegel, D. (2001, April 8–10). Deconstructing the dissociative disorders: For whom the Dell tolls. Journal of Trauma & Dissociation, 2, 51–57.

Spiegel, H. & Spiegel, D. (1978): Trance and treatment: The clinical uses of hypnosis. New York: Basic Books.

Spiegel, H. & Spiegel, D. (2004): Trance and treatment: The clinical uses of hypnosis (2nd Ed.). Washington, DC: American Psychiatric Press.

Steele, K., Van der Hart, O. & Nijenhuis, E. R. S. (2001): Dependency in the treatment of complex posttraumatic stress disorder and dissociative disorders. Journal of Trauma & Dissociation, 2(4), 79–116.

Steele, K., Van der Hart, O. & Nijenhuis, E. R. S. (2005): Phase-oriented treatment of structural dissociation in complex traumatization: Overcoming trauma-related phobias. Journal of Trauma & Dissociation, 6(3), 11–54.

Steinberg, M. (1994a): Interviewer's guide to the Structured Clinical Interview for DSM-IV Dissociative Disorders – Revised (SCID-D-R) (2nd ed.). Washington, DC: American Psychiatric Press.

Steinberg, M. (1994b): Structured Clinical Interview for DSM-IV Dissociative Disorders – Revised (SCID-D-R) (2nd Ed.). Washington, DC: American Psychiatric Press.

Steinberg, M. (1995): Handbook for the assessment of dissociation: A Clinical guide. Washington, DC: American Psychiatric Press.

Steinberg, M. (2023): The SCID-D: Dissociation Assessment in Therapy, Forensic, and Research. Washington, DC: American Psychiatric Association Publishing.

Thomas, A. (2001): Factitious and malingered dissociative identity disorder: Clinical features observed in 18 cases. Journal of Trauma & Dissociation, 2(4), 59–77.

Twombly, J. (2000): Incorporating EMDR and EMDR adaptations into the treatment of clients with dissociative identity disorder. Journal of Trauma & Dissociation, 1(2), 61–81.

Twombly, J. H. (2005): EMDR for clients with dissociative identity disorder, DDNOS, and ego states. In R. Shapiro (Ed.), EMDR solutions: Pathways to healing (pp. 88–120). New York: W. W. Norton.

Twombly, J. H. (2009a): Installation and transmission of current time and life orientation. In M. Luber (Ed.), EMDR scripted protocols: Special populations (pp. 243–248). New York: Springer.

Twombly, J. H. (2009b): Installing therapist, therapist's office, and maintaining duality. In M. Luber (Ed.), EMDR scripted protocols: Special populations (pp. 269–248). New York: Springer.
Twombly, J. H. & Schwartz, R. C. (2008): The integration of the Internal Family Systems model and EMDR. In C. Forgash & M. Copeley (Eds.), Healing the heart of trauma and dissociation with EMDR and ego state therapy (pp. 295–311). New York: Springer.
Tutkun, H., Şar, V., Yargic, L. I., Ozpulat, T., Yanik, M. & Kiziltan, E. (1998): Frequency of dissociative disorders among psychiatric inpatients in a Turkish university clinic. American Journal of Psychiatry, 155, 800–805.
Van der Hart, O. & Dorahy, M. J. (2009): History of the concept of dissociation. In P. Dell. & J. O'Neill (Eds.), Dissociation and dissociative disorders: DSM IV and beyond (pp. 3–26). New York: Routledge.
Van der Hart, O. & Brown, P. (1992): Abreaction re-evaluated. Dissociation, 5, 127–138.
Van der Hart, O., Brown, P. & Van der Kolk, B. A. (1989): Pierre Janet's treatment of post-traumatic stress. Journal of Traumatic Stress, 2, 379–395.
Van der Hart, O. & Nijenhuis, E. R. S. (1999): Bearing witness to uncorroborated trauma: The clinician's development of reflective belief. Professional Psychology: Research and Practice, 30, 37–44.
Van der Hart, O., Nijenhuis, E. R. S. & Steele, K. (2006): The haunted self: Structural dissociation and the treatment of chronic traumatization. New York: W. W. Norton.
Van der Hart, O., Steele, K., Boon, S. & Brown, P. (1993): The treatment of traumatic memory: Synthesis, realization, integration. Dissociation, 6, 162–180.
Van der Hart, O., Van der Kolk, B. A. & Boon, S. (1998): Treatment of dissociative disorders. In J. D. Bremner & C. R. Marmar (Eds.), Trauma, memory, and dissociation (pp. 253–283). Washington, DC: American Psychiatric Press.
Van der Kolk, B. A., Perry, J. C. & Herman, J. L. (1991): Childhood origins of self-destructive behavior. American Journal of Psychiatry, 148, 1665–1671.
Van der Kolk, B. A., Roth, S., Pelcovitz, D. & Mandel, F. (1993): Complex PTSD: Results of the PTSD field trial for DSM-IV. Washington, DC: American Psychiatric Association.
Van Orden, K., Schultz, L. & Foote, B. M. (2009, November 21–23). Adapting Dialectical Behavior Therapy for DID. Paper presented at the 26th Annual Conference of the International Society for the Study of Trauma and Dissociation, Washington, DC.
Vanderlinden, J. (1993): Dissociative experiences, trauma and hypnosis. Amsterdam: Academic thesis, Vrije Universiteit.
Vanderlinden, J., Van Dyck, R., Vandereycken, W., Vertommen, H. & Verkes, R. J. (1993): The dissociation questionnaire (DIS-Q): Development and characteristics of a new self-report questionnaire. Clinical Psychology and Psychotherapy, 1, 21–27.

Vermetten, E., Schmal, C., Lindner, S., Loewenstein, R. J. & Bremner, J. D. (2006): Hippocampal and amygdalar volumes in dissociative identity disorder. American Journal of Psychiatry, 163, 630–636.
Wagner, A. W., Shireen, L., Rizvi, S. L. & Harned, M. S. (2007): Applications of dialectical behavior therapy to the treatment of complex trauma-related problems: When one case formulation does not fit all. Journal of Traumatic Stress, 20(4), 391–400.
Waller, N. G., Putnam, F. W. & Carlson, E. B. (1996): Types of dissociation and dissociative types: A taxometric analysis of dissociative experiences. Psychological Methods, 1, 300–321.
Waller, N. G. & Ross, C. A. (1997): The prevalence and biometric structure of pathological dissociation in the general population: Taxometric and behavioral genetic findings. Journal of Abnormal Psychology, 106, 499–510.
Watkins, J. G. & Watkins, H. H. (1988): The management of malevolent ego states in multiple personality disorder. Dissociation, 1(1), 67–78.
Watkins, J. G. & Watkins, H. H. (1997): Ego states: Theory and therapy. New York: W. W. Norton.
Wesselman, D. (2000): Case Reports: The utilization of EMDR and ego state therapy with two severely depressed, dissociative clients. EMDR Newsletter, Special Edition, 19–24.
Williams, T. L., Loewenstein, R. J. & Gleaves, D. h. (2004, November 14–18). Exploring assumptions about DID: An investigation of suggestibility, hypnotizability, fantasy proneness, and personality variables. Paper presented at the 20th annual meeting of the International Society for the Study of Dissociation, New Orleans, LA.
Wilson, J. P. & Lindy, J. D. (Eds.). (1994): Countertransference in the treatment of PTSD. New York: Guilford.
World Health Organization. (1977): International classification of diseases and related health problems, 9th revision (ICD-9). Geneva: Author.
World Health Organization. (1992): International classification of diseases and related health problems, 10th revision (ICD-10) (Second Edition). Geneva: Author.
Young, W. C. (1994): EMDR treatment of phobic symptoms in multiple personality disorder. Dissociation, 7(2), 129–133.

Literatur (deutsche Bearbeitung)

American Psychiatric Association: Diagnostic and statistical manual of mental disorders (5th ed.) (DSM-5).Washington DC: American Psychiatric Publishing, 2013.

Arbeitsgemeinschaft für Methodik und Dokumentation in der Psychiatrie (AMDP) (Hrsg.) (2007): Das AMDP-System – Manual zur Dokumentation psychiatrischer Befunde. Göttingen: Hogrefe.

Boon, S., Steele, K. & van der Hart, O. (2013): Traumabedingte Dissoziation bewältigen. Ein Skills-Training für Klienten und ihre Therapeuten. Paderborn: Junfermann.

Boon, S., Matthes, H. (2015): Trauma and Dissociation Symptom Interview. Maarssen. NL

Boos, A. (2005): Kognitive Verhaltenstherapie nach chronischer Traumatisierung – Ein Therapiemanual. Göttingen: Hogrefe.

Brand, B. L., Armstrong, J. G. & Loewenstein, R. J. (2006): Psychological assessment of patients with dissociative identity disorder. Psychiatr Clin North Am. 2006 Mar; 29(1): 145–168, Review.

Brand, B. L., Classen, C. C., McNary, S. W. & Zaveri, P. (2009): A review of dissociative disorders treatment studies. J Nerv Ment Dis. 2009 Sep; 197(9): 646–654. doi: 10.1097/NMD.0b013e3181b3afaa. Review.

Brand, B. L., McNary, S. W., Loewenstein, R. J., Kolos, A. C. & Barr, S. R. (2006): Assessment of genuine and simulated dissociative identity disorder on the structured interview of reported symptoms. J Trauma Dissociation. 2006; 7(1): 63–85.

Brand, B. L. (2012): What we know and what we need to learn about the treatment of dissociative disorders. J Trauma Dissociation. 2012 Jul; 13(4): 387–396.

Brand, B. L., McNary, S. W., Myrick, A. C., et al. (2012): A longitudinal naturalistic study of patients with dissociative disorders treated by community clinicians. Psychol Trauma. 2012; 5(4): 301–308.

Brand, B. L., Sar, V., Stavropoulos, P., et al. (2016): Separating fact from fiction: An empirical examination of six myths about dissociative identity disorder. Harv Rev Psychiatry. 2016; 24(4): 257–270.

Brewin, C. R. (2017): Erinnern und Vergessen. In: J. Gysi & P. Rüegger (Hrsg.) Handbuch sexualisierte Gewalt – Therapie, Prävention, Strafverfolgung. Bern: Huber.

Cloitre, M. (2015): The »one size fits all« approach to trauma treatment: Should we be satisfied? European Journal of Psychotraumatology 2015, 6: 27344 – 273451

Dalenberg, C. J., Brand, B. L., Gleaves, D. H., Dorahy, M. J., Loewenstein, R. J., Cardena, E., Frewen, P. A., Carlson, E. B., & Spiegel, D. (2012): Evaluation of the evidence for the trauma and fantasy models of dissociation. Psychol Bull, 138(3), 550–588.

Deutschsprachige Gesellschaft für Psychotraumatologie zu »Falsche Erinnerungen«: https://www.degpt.de/aktuelles/aus-der-degpt/leserbrief-false-memory-2019.html

Dilling, H., Mombour, W. & Schmidt, M. H. (Hrsg.) (2011): Internationale Klassifikation psychischer Störungen ICD-10 (8. Auflage, S. 223). Bern: Huber.

Dimitrova, L. I., Lawrence, A. J., Vissia, E. M., Chalavi, S., Kakouris, A. F., Veltman, D. J., & Reinders, A. (2024): Inter-identity amnesia in dissociative identity disorder resolved: A behavioural and neurobiological study. J Psychiatr Res, 174, 220–229. https://doi.org/10.1016/j.jpsychires.2024.04.026

Dimitrova, L. I., Chalavi, S., Vissia, E. M., Barker, G. J., David L. Perez, D. L., Veltman D. J., Diez, I., Reinders, A. (2025): Brain white matter structural connectivity of trauma and trauma-related dissociation disorders and symptoms, Psychiatry Research, Volume 346, 1–8, 116383, https://doi.org/10.1016/j.psychres.2025.116383.

Eckers, D. (2001): Richtlinien zur Einschätzung und zur Behandlung dissoziativer Symptome bei Kindern und Jugendlichen. Deutsche Übersetzung der Expertenempfehlung der International Society for the Study of Dissociation ISSD (2000): In M. Huber (2003): Wege der Traumabehandlung (Bd. 2). Paderborn: Junfermann, S. 363–379.

Espirito-Santo, H., Pio-Abreu, J. L. (2009): Psychiatric symptoms and dissociation in conversion, somatization and dissociative disorders. Aust N Z J Psychiatry. 2009 Mar; 43(3): 270–6. doi: 10.1080/00048670802653307.

Falkai, P., Wittchen, H. U. (Hrsg.) (2015): Diagnostisches und statistisches Manual psychischer Störungen DSM-5. Göttingen: Hogrefe.

Fellensiek, E. (2011): Prävalenz dissoziativer Störungen. Untersuchungen zur Häufigkeit in einer allgemeinpsychiatrischen Klinik mit Versorgungsauftrag. Unveröffentlichte medizinische Dissertation, Medizinische Hochschule Hannover.

Freyberger, H. J., Spitzer, C. & Stieglitz, R. D. (1999): Fragebogen zu dissoziativen Symptomen – FDS. Bern: Huber.

Gast, U., Hofmann, A., Oswald, T. & Zündorf, F. (2000): Das strukturierte klinische Interview für DSM-IV. Dissoziative Störungen (SKID-D). Deutsche Fassung. Manual und Interviewheft. Göttingen: Hogrefe. (Originalfassung: Steinberg, M., Structured Clinical Interview for DSM-IV-Dissociative Disorders – Revised (SCID-D-R) an Interviewer's guide (2nd Ed.), Washington, DC: American Psychiatric Press.
Gast, U., Rodewald, F., Kersting, A. & Emrich, H. M. (2001): Diagnostik und Therapie Dissoziativer (Identitäts-)Störungen. Psychotherapeut, 2001, 46: 289–300.
Gast, U. (2003b): Das Konzept der Komplexen Dissoziativen Störung. Psychodynamische Psychotherapie, 2, 79–90.
Gast, U. (2002): Komplexe Dissoziative Störungen. Konzeptionelle Untersuchung zur Diagnostik und Behandlung der Dissoziativen Identitätsstörung und ähnlicher Erkrankungen. Unveröffentlichte Habilitationsschrift, Medizinische Hochschule Hannover.
Gast, U., Rodewald, F., Nickel, V. & Emrich, H. M. (2001a): Dissociation in German psychiatric inpatients. Journal of Nervous and Mental Disease, 189, 249–257.
Gast, U. & Rodewald, R. (2004): Das Strukturierte Klinische Interview für DSM-IV – Dissoziative Störungen (SKID-D). In A. Eckhardt-Henn & S. O. Hoffmann (Hrsg.), Diagnostik und Behandlung Dissoziativer Störungen (S. 321–324). Stuttgart: Schattauer.
Gast, U. & Wabnitz, P. (2023): Dissoziative Störungen erkennen und behandeln (3. Aufl.). Stuttgart: Kohlhammer.
Gast, U. (2024): Und es gibt sie doch … Trauma Kultur Gesellschaft, 2(2), 9–34.
Gysi, J. (2024): Diagnostik von Traumafolgestörungen. Multiaxiales Trauma-Dissoziations-Modell nach ICD-11. (3. Auflage) Bern: Hogrefe.
Hofmann, A. (2023): EMDR-Therapie psychotraumatischer Belastungssyndrome (6. Aufl.). Stuttgart: Thieme.
Hofmann, A. & Mattheß, H. (2011): EMDR bei schweren dissoziativen Störungen. In L. Reddemann, A. Hofmann & U. Gast (Hrsg.), Psychotherapie der dissoziativen Störung (S. 135–146). Stuttgart: Thieme.
Huber, M. (2006): Wege der Traumabehandlung. Trauma und Traumabehandlung (Bd. 2.). Paderborn: Junfermann.
Huber, M. (2011): Viele sein – Ein Handbuch. Komplextrauma und dissoziative Identität – verstehen, verändern, behandeln. Paderborn: Junfermann.
Internationale Klassifikation psychischer Störungen ICD-11-Link: https://icd.who.int/browse11/l-m/en
Kluft, R. P. (2009): A clinician's understanding of dissociation: Fragments of an acquaintance. In P. F. Dell & J. A. O'Neil (Eds.), Dissociation and the dissociative disorders: DSM-V and beyond (pp. 599–624). New York: Routledge.

Kluft, R. P. (2011): Die Behandlung der Dissoziativen Identitätsstörung aus psychodynamischer Sicht. In L. Reddemann, A. Hofmann, & U. Gast (Hrsg.), Psychotherapie der dissoziativen Störungen (pp. 64–90). Stuttgart, New York: Thieme.

Kluft, R. P. (2014): Pacing in der Traumatherapie. Verarbeitung der traumatischen Erinnerungen bei dissoziativen Störungen mit der Technik der Fraktionierten Abreaktion. Lichtenau/Westfalen: Probst. (Originalfassung: Shelter from the Storm. Processing the Traumatic Memories of DID/DDNOS Patients with Fractionated Abreaction Technique. CreateSpace Independent Publishing Platform 2013).

Kownatzki, R., Eilhardt, S., Hahn, B., Kownatzki, A., Rodewald, F., Huber, H., Fröhling, U. & Gast, U. (2011): Rituelle Gewalt – Umfragestudie zur satanistischen rituellen Gewalt als therapeutisches Problem. Psychotherapeut, 57, 70–76.

Liss, H. (2002): Dissoziation bei forensischen Patienten. Berlin: Mensch und Buch Verlag.

Martinez, R. (1991): EMDR: Innovative uses. EMDR Network Newsletter, 1(2), 7.

Modestin, J. & Erni, T. (2004): Testing the dissociative taxon, Psychiatry Res. 2004 Apr 15; 126(1): 77–82.

Modestin, J., Herrmann, S. & Endrass, J. (2007): Schizoidia in schizophrenia spectrum and personality disorders: role of dissociation, Psychiatry Res. 2007 Oct 31; 153(2): 111–118. Epub 2007 Jun 14.

Moskowitz, A., Schäfer, I. & Dorahy, M. J. (2008): Psychosis, Trauma and Dissociation: Emerging Perspectives on Severe Psychopathology. Wiley-Blackwell.

Müller-Pfeiffer, C., Schumacher, S., Martin-Soelch, C., Pazhenkottil, A., Wirtz, G., Fuhrhans, C., Hindermann, E., Assaloni, H., Briner, D. P. & Rufer, M. (2010): The validity and reliability of the German version of the Somatoform Dissociation Questionnaire (SDQ-20). Journal of Trauma & Dissociation, 11, 337–357.

Mueller-Pfeiffer, C., Rufibach, K., Perron, N., Wyss, D., Kuenzler, C., Prezewowsky, C., Pitman, R. K. & Rufer, M. (2012): Global functioning and disability in dissociative disorders. Psychiatry Res. 2012 Dec 30; 200(2–3): 475–81. doi: 10.1016/j.psychres.2012.04.028. Epub 2012 May 10.

Nick, S., Grundmann-Tuac, J., Schäfer, I., Gysi, J. (2022): Organisierte sexualisierte Gewalt – Herausforderungen und Chancen in der Diagnostik und Psychotherapie für Betroffene Verhaltenstherapie 32(3): 1–11.

Ogden, P., Minton, K. & Pain, C. (2010): Trauma und Körper. Ein sensumotorisch orientierter psychotherapeutischer Ansatz. Paderborn: Junfermann.

Overkamp, B. (2005): Differentialdiagnostik der dissoziativen Identitätsstörung (DIS) in Deutschland – Validierung der Dissociative Disorders Interview Schedule (DDIS). Unveröffentlichte Dissertation, Ludwig-Maximilians-Universität München.

Pape, W. & Wöller, W. (2015): Niedrig dosiertes Naltrexon in der Behandlung dissoziativer Symptome. Nervenarzt 86, 346–351.
Pietkiewicz, I. J., Banbura-Nowak, A., Tomalski, R. & Boon, S. (2021): Revisiting False-Positive and Imitated Dissociative Identity Disorder. Front Psychol, 12, Doi: 10.3389/fpsyg.2021.637929.
Popkirov, S. & Hoheisel, M. (2020): Vom Stigma der Hysterie lösen. Deutsches Ärzteblatt, Jg. 117, Heft 31–32, 3. August 2020
Priebe, K. & Schmahl, C. (2009): Dissoziative Störungen. Fortsch Neurol Psychiat, 2009, 77: 595–606.
Putnam, F. W. (2021): Handbuch Dissoziative Identitätsstörung. Diagnose und psychotherapeutische Behandlung. Lichtenau: Probst.
Reddemann, L. (2004a): Imagination als heilsame Kraft. Stuttgart: Klett-Cotta.
Reddemann, L. (2004b): Psychodynamische imaginative Traumatherapie. Stuttgart: Klett-Cotta.
Reddemann, L. (2011): Psychodynamische imaginative Traumatherapie bei Dissoziativer Identitätsstörung und DDNOS. In L. Reddemann, A. Hofmann & U. Gast (Hrsg.), Psychotherapie der dissoziativen Störungen (S. 128–134). Stuttgart: Thieme.
Reddemann, L., Hofmann, A. & Gast, U. (Hrsg.) (2011): Psychotherapie der dissoziativen Störungen (3. überarbeitete Aufl.). Stuttgart: Thieme.
Revenstorf, D. & Peter, B. (Hrsg.) (2009): Hypnose in der Psychotherapie, Psychosomatik und Medizin (2. überarbeitete Aufl.). Berlin: Springer.
Rodewald, F. (2011): Diagnostik dissoziativer Störungen. In M. Huber (Hrsg.), Viele sein – Ein Handbuch. Komplextrauma und dissoziative Identität – verstehen, verändern, behandeln (S. 351–367). Paderborn: Junfermann.
Rodewald, F., Gast, U. & Emrich, H. M. (2006): Screening auf Komplexe Dissoziative Störungen mit dem Fragebogen für dissoziative Symptome. Psychotherapie, Psychosomatik, Medizinische Psychologie, 56, 249–258.
Rodewald, F., Dell, P. F., Wilhelm-Gössling, C. & Gast, U. (2011): Are major dissociative disorders characterized by a qualitatively different kind of dissociation? J Trauma Dissociation 2011; 12(1): 9–24. doi: 10.1080/15299732.2010.514847.
Rodewald, F., Wilhelm-Gössling, C., Emrich, H. M., Reddemann, L. & Gast, U. (2011): Axis-I comorbidity in female patients with dissociative identity disorder and dissociative identity disorder not otherwise specified, J Nerv Ment Dis. 2011 Feb; 199(2): 122–131. doi: 10.1097/NMD.0b013e318208314e.
Rüger, U., Dahm, A., Dieckmann, M. & Nehner, M. (2015): Kommentar Psychotherapierichtlinien. 10. Auflage. (Ehemals Faber & Haarstrick). Urban &Fischer München
Sachsse, U. (2004): Traumazentrierte Psychotherapie. Theorie, Klinik und Praxis. Stuttgart: Schattauer.

Sack, M., Sachsse, U. & Schellong, J. (2012): Komplexe Traumafolgestörungen. Diagnostik und Behandlung von Folgen schwerer Gewalt und Vernachlässigung. Stuttgart: Schattauer.

Sack, M., Sachsse, U. & Schellong, J. (Hrsg.) (2013): Komplexe Traumafolgestörungen. Diagnostik und Behandlung von Folgen schwerer Gewalt und Vernachlässigung. Stuttgart: Schattauer.

Saß, H., Wittchen, H.-U. & Zaudig, M. (1996): Diagnostisches und statistisches Manual psychischer Störungen: DSM-IV. Göttingen: Hogrefe.

Schäfer, I., Gast, U., Hofmann, A., Knaevelsrud, C., Lampe, A., Liebermann, P., Lotzin, A., Maercker, A., Rosner, R. & Wöller, W. (2019): S3-Leitlinie Posttraumatische Belastungsstörung. Springer Verlag: Berlin. https://www.awmf.org/uploads/tx_szleitlinien/155-001l_S3_Posttraumatische_Belastungsstoerung_2020-02_1.pdf (letzter Abruf 01.11.2022)

Schäfer, I., Harfst, T., Aderhold, V., Briken, P., Lehmann, M., Moritz, S., Read, J. & Naber, D. (2006): Childhood trauma and dissociation in female patients with schizophrenia spectrum disorders: an exploratory study. J Nerv Ment Dis. 2006 Feb; 194(2): 135–138.

Schäfer, I., Stubenvoll, M. & Dilling, A. (2009): Posttraumatische Belastungsstörung und Substanzmissbrauch. Das Therapieprogramm »Sicherheit finden«. Göttingen: Hogrefe.

Schellong, J., Schellong, A., Gast, U., Frommberger, U., Jatzko, A., & Schäfer, I. (2024): Trauma und Erinnerung – ein Beitrag zur aktuellen Debatte in Recht und Psychotherapie. Der Nervenarzt, 95(7), 608–615.

Schröder, J., Nick, S., Richter-Appelt, H. & Briken, P. (2018): Psychiatric Impact of Organized and Ritual Child Sexual Abuse: Cross-Sectional Findings from Individuals Who Report Being Victimized. International Journal of Environmental Research and Public Health, 15(11), e2417.

SIDDS: Zu beziehen über die Homepage von Jan Gysi: HYPERLINK »http://www.jangysi.ch-therapie« www.jangysi.ch-therapie, letzter Abruf 1.11.2022

Spitzer, C., Stieglitz, R.-D., Freyberger, H. (2015): FDS Fragebogen zu Dissoziativen Symptomen. 3., überarbeitete und erweiterte Auflage 2015, Bern: Hans Huber

Schleu, A. (2020): Umgang mit Grenzverletzungen – professionelle Standards und ethische Fragen in der Psychotherapie. Springer: Berlin

Spitzer, C. & Dümpelmann, M. (2013): Dissoziative und somatoforme Störungen. In C. Spitzer & H. J. Grabe (Hrsg.), Kindesmisshandlung. Psychische und körperliche Folgen im Erwachsenenalter, S. 161–180. Stuttgart: Kohlhammer.

Steele, K., Boon, S. & Van der Hart, O. (2017): Die Behandlung traumabasierter Dissoziation. Eine praxisorientierte, integrative Vorgehensweise. Probst.

Stein, D. J., Craske, M. G., Friedman, M. J. & Phillips, K. A. (2011): Meta-structure issues for the DSM-5: how do anxiety disorders, obsessive-compulsive and related disorders, post-traumatic disorders, and dissociative disorders fit together? Curr Psychiatry Rep. 2011 Aug; 13(4): 248–250. doi: 10.1007/s11920-011-0207-1.

Steinberg, M., Cicchetti, D., Buchanan, J., Rakfeldt, J. & Rounsaville, B. (1994): Distinguishing between multiple personality disorder (dissociative identity disorder) and schizophrenia using the Structured Clinical Interview for DSM-IV Dissociative Disorders, J Nerv Ment Dis. 1994 Sep; 182(9): 495–502.

Sternberg, M., Hall, P., Lareau, C. & Cicchetti, D. (2011): Diagnostik valider und vorgetäuschter Dissoziation mit dem strukturierten klinischen Interview für dissoziative Störungen (SCID-D-R) – Richtlinien für klinische und forensische Untersuchungen. In: L. Reddemann, A. Hoffmann & V. Gast (Hrsg.), Psychotherapie der dissoziativen Störungen (S. 176–191). Stuttgart: Thieme.

Sutar, R. & Sahu, S. (2019): Pharmacotherapy for dissociative disorders: A systematic review. Psychiatry Research, 281.

Van der Hart, O., Nijenhuis, E. R. S. & Steele, K. (2008): Das verfolgte Selbst: Strukturelle Dissoziation und die Behandlung chronischer Traumatisierungen. Paderborn: Junfermann.

Vanderlinden, J. & Vandereycken, W. (1995): Hypnose bei der Behandlung von Anorexie und Bulimie. München: Quintessenz.

Wilhelm-Gössling, C. (2011a): Stationäre und ambulante Behandlung komplexer dissoziativer Störungen (DIS, DDNOS) – am Beispiel Deutschlands. In L. Reddemann, A. Hofmann & U. Gast (Hrsg.), Psychotherapie der dissoziativen Störung (S. 157–163). Stuttgart: Thieme.

Wilhelm-Gössling, C. (2011b): Stationäre Therapie komplexer dissoziativer Störungen. In M. Huber (Hrsg.), Viele sein – Ein Handbuch. Komplextrauma und dissoziative Identität – verstehen, verändern, behandeln, (S. 368–402). Paderborn: Junfermann.

Wirtz, G. & Frommberger, U. (2013): Diagnostik Dissoziativer Störungen in der ambulanten und stationären Behandlung. Trauma und Gewalt, 7(3), 182–191.

Wirtz, G., Helfricht, S. & Frommberger, U. (2007): Werden Dissoziative Störungen als Komorbidität oder Erstdiagnose häufig unterschätzt? Erste Ergebnisse strukturierter Diagnostik bei unselektierten Patienten in der Psychiatrischen Institutsambulanz. Als Vortrag und Poster angenommen zum DGPPN-Kongress 2007, Berlin (Der Nervenarzt Suppl 2, 02 und 05, 2007).

Wöller, W., Lampe, A., Mattheß, H., Schellong, J., Leichsenring, F. & Kruse, J. (2020): Komplexe posttraumatische Belastungsstörung. Ein Manual zur Behandlung nach Kindheitstrauma. Stuttgart: Schattauer.

WHO (2019). International Classification of Diseases 11th Revision (ICD-11). Retrieved from https://icd.who.int/en

Kontaktadressen

International Society for the Study of Trauma and Dissociation
8400 Westpark Drive, Second Floor, McLean, VA 22102
Tel.: 703/610-9037
Fax: 703/610-0234
Email: info@isst-d.org

Federführender Autor der Originalversion
James A. Chu, MD
Email: james.chu@earthlink.net

PD Dr. med. Ursula Gast
Ärztin für Psychotherapeutische Medizin
Dammholm-Havetoftloit
Heidelücker Weg 4
D-24986 Mittelangeln
Email: ursula_gast@web.de

Dr. Gustav Wirtz
Leitender Arzt RPK
Facharzt für Psychiatrie und Psychotherapie
Suchtmedizin
SRH RPK Karlsbad GmbH
Guttmannstraße 4
D-76307 Karlsbad
E-Mail: gustav.wirtz@rpk.srh.de

Weitere Informationen

International Society for the Study of Trauma and Dissociation
https://www.isst-d.org

European Society for Trauma and Dissociation
https://estd.org/

Deutschsprachige Gesellschaft für Psychotraumatologie e. V.
www.degpt.de

Behandlungsprogramm »Finding Solid Ground«
https://www.findingsolidground.info/
In Deutschland bietet folgende Online-Plattform weitere Informationen zur deutschen Übersetzung sowie zu Erfahrungsaustausch und Vernetzungsmöglichkeiten zum »Finding Solid Ground«-Programm an: trauma.help – Deutsches Traumakompetenznetz e. V.
https://trauma.help/
Die deutschsprachige Version des »Finding Solid Ground«-Programms wird beim Verlag Junfermann erscheinen:
https://www.junfermann.de/titel/traumatherapie-mit-dem-finding-solid-ground-programm/1917

Deutsche Gesellschaft für Trauma und Dissoziation (DGTD)
https://www.dgtd.de/